Hrsg.: Heidi Herrmann
Bundesvereinigung SeHT
SelbständigkeitsHilfe bei Teilleistungsschwächen e.V.

Hilfen zum selbständigen Leben

Erwachsen werden mit Teilleistungsschwächen – ADHS

Beiträge von:
Prof. Dr. Manfred Döpfner
Priv. Doz. Dr. med. Edgar Friederichs
Annette Mund, M.A.
Dr. Roman Nitsch
Dr. med. Hartmut Schirm
Eltern der SeHT e.V. und andere

Hilfen zum selbständigen Leben

Erwachsen werden
mit Teilleistungsschwächen – ADHS

Dokumentation einer Tagung mit
Fachleuten, Eltern und Betroffenen
22./23. Oktober 2005
mit
weiteren Beiträgen zur Thematik

Schirmherrin der Veranstaltung:
Waltraud Polenz

Dokumentation der Fachtagung **„Hilfen zum selbständigen Leben – Erwachsen werden mit Teilleistungsschwächen – ADHS“**
mit weiteren Beiträgen zur Thematik

Kooperationsveranstaltung:
Bundesvereinigung SeHT SelbständigkeitsHilfe bei Teilleistungsschwächen e.V. und
Katholisch Soziales Institut (KSI), Bad Honnef
22./23. Oktober 2005
KSI – Bad Honnef

Die Tagung wurde gefördert von
- Selbsthilfefördergemeinschaft der Ersatzkassen. Dazu zählen:
  Techniker Krankenkasse, Kaufmännische Krankenkasse – KKH, Hamburg Münchener Krankenkasse, HEK – Hanseatische Krankenkasse, HZK – Krankenkasse für Bau- und Holzberufe, KEH Ersatzkasse, Gmünder ErsatzKasse
- Lilly Deutschland GmbH
- Janssen Cilag GmbH

Der Druck der Dokumentation wurde gefördert von
- Aktion 72 in Ludwigshafen
- DAK, Hamburg

Verlag SeHT

Herausgeber: Heidi Herrmann
Bundesvereinigung SeHT SelbständigkeitsHilfe
bei Teilleistungsschwächen e.V.
Niedererdstraße 105, 67071 Ludwigshafen

Juni 2006

Redaktion: Heidi Herrmann, Sabine Nitsch
Fotografien: Dr. Klaus Borho, Dr. Walter Herrmann, Ingo Steinert

Für Inhalt und Form der einzelnen Beiträge zeichnen die jeweiligen Verfasser verantwortlich.

ViSdP: Heidi Herrmann

Herstellung: SCHUESSLER Mannheim
ISBN 3-935545-10-X

Inhalt . . . . Seite

Vorwort

In diesem Buch sind Vorträge und Ergebnisse von Arbeitskreisen einer Tagung zum Titel des Buches sowie ergänzende Beiträge zusammengetragen. Es geht dabei um Hilfen zu einem selbständigen Leben für Menschen mit Teilleistungsschwächen – ADHS[1]. Dieser Begriff steht hier für kaum erkennbare Beeinträchtigungen in der Motorik, Wahrnehmung und Verarbeitung, Aufmerksamkeit und Konzentration und andere (vgl. Seite 127). Dies ist ein weiterer Band in der „Reihe – SeHT", Bücher, in denen Themen zu Teilleistungsschwächen wie Diagnostik, Therapie und Pädagogik, Fit für den Arbeitsmarkt, Beziehungen – Beziehungsfähigkeit usw. behandelt werden (vgl. Anhang). Bei all diesen Themen stellt sich immer wieder die Frage nach den möglichen Hilfen zu einem selbständigen Leben.

Kinder, Jugendliche und Erwachsene mit Teilleistungsschwächen – ADHS brauchen die besondere Unterstützung von Eltern, Erziehern, Lehrern um später im Leben selbständig zu Recht zu kommen. Bei allen Schwierigkeiten und Leistungsanforderungen ist dabei eine wichtige Frage, wie ein glückliches Leben gelingen kann. Zu diesen Fragen gibt das Buch Antworten.

Der Beitrag von Dr. med. Edgar Friederichs zu Wahrnehmungsverarbeitungsstörungen und den sozialen und emotionalen Perspektiven führt in die Grundthematik ein. Mit zahlreichen Quellenangaben erläutert Prof. Dr. Manfred Döpfner die Situation bei der Versorgung von Kindern und Jugendlichen mit ADHS und beschreibt dabei besonders die Schwachstellen und Perspektiven. Sehr konkrete Hilfen beinhalten die Berichte zu Podiumsdiskussion und zu den Arbeitskreisen.

In einem 2. Teil des Buches sind die Hilfen durch die Selbsthilfearbeit mit mehreren Beiträgen zusammengetragen. Dabei fließen insbesondere die 18-jährigen Erfahrungen von SeHT ein. In Kurzberichten werden die Stärken der Betroffenen herausgestellt. Diese werden auch besonders in dem DVD Film: „Gemeinsam sind wir stark..." gezeigt (vgl. Anhang). Erfahrungsberichte runden diesen Teil ab. Weitere wichtige Hinweise findet der Leser im Anhang.

---

[1] ADHS: Aufmerksamkeitsdefizit-/Hyperaktivitätsstörung

Mein Dank gilt allen, die mit ihren Beiträgen dieses Buch ermöglichten, den Referenten, Arbeitskreisleitern und Protokollanten für die Überlassung der Manuskripte und Berichte sowie den engagierten SeHT-Mitgliedern. Besonders danke ich dem Leiter des Katholisch Sozialen Instituts (KSI) in Bad Honnef, Herrn Dr. Ralph Bergold und seinem Team, für die Kooperation und Unterstützung bei der Vorbereitung und Durchführung der Tagung.

Es ist uns stets ein Anliegen, bei den Tagungen die Kinder, Jugendlichen und Erwachsenen, um die es geht, einzubinden. Ihr Interesse und ihr Engagement überrascht und erfreut immer wieder alle Anwesenden. Herzlich danke ich allen, die an der Erstellung dieser Dokumentation mitgewirkt haben und den Sponsoren, die mit ihrer finanziellen Unterstützung die Drucklegung ermöglichten.

Dieser 6. Band in der **„Reihe – SeHT"** wird betroffenen Jugendlichen und Erwachsenen sowie deren Eltern und allen Fachleuten empfohlen. Aber auch Menschen im Umfeld finden in diesem Buch viele Anregungen und Hinweise zum Umgang und zur Unterstützung von Menschen mit Auffälligkeiten.

Dr. Walter Herrmann, Ludwigshafen am Rhein, Mai 2006

Teil 1

Vortrag und weiterer Beitrag
Podiumsdiskussion
Arbeitskreise

Teilleistungsschwächen ADHS
Wahrnehmungsverarbeitungsstörungen,
soziale und emotionale Perspektiven
Priv. Doz. Dr. Edgar Friederichs
Arzt für Kinder- und Jugendmedizin
Heiligenstadt/Ofr.

Versorgung von Kindern und Jugendlichen mit ADHS –
Schwachstellen und Perspektiven
Prof. Dr. Manfred Döpfner
Klinik und Poliklinik für Psychiatrie und Psychotherapie
des Kindes- und Jugendalters der Universität zu Köln

Podiumsdiskussion

Kombilohn kann Jugendliche in Arbeit bringen
Raimund Frings
Tageszeitungs-Journalist, Marketingreferent,
Presse- und Medienreferent der SeHT e.V.

Arbeitskreise Übersicht

Sozialreformen: Hilfen oder Hürden
Dr. Roman Nitsch, Dipl.-Psych.
Leiter der Abteilung Kind, Jugend, Familie und der
Psychologischen Beratungsstelle
des Caritasverbandes Mannheim e.V.

Entwicklungsperspektiven für die Jugend
Priv. Doz. Dr. med. Edgar Friederichs
s.o.

Jenseits von Leistung und Erfolg:
Was macht mich glücklich
Annette Mund M.A., Therapeutin, Königswinter

Teilleistungsschwächen ADHS Wahrnehmungsverarbeitungsstörungen Soziale und emotionale Perspektiven

Edgar Friederichs

1. Teilleistungsschwächen

Eine Teilleistungsschwäche (impairment) ist ein umschriebener, ein sensorischer, ein sensomotorischer oder kognitiver, also nicht ein genereller, Leistungsausfall, der gegenüber dem sonstigen intellektuellen Niveau deutlich abfällt (Remschmidt). Nach einer anderen Definition sind Teilleistungsschwächen Leistungsminderungen einzelner Faktoren innerhalb eines großen funktionellen Systems, welches zur Bewältigung einer bestimmten Anpassungsaufgabe erforderlich ist (Graichen).

Eine Teilleistungsschwäche wird sichtbar z.B. an motorischen Problemen, ADHS, einer Lese-Rechtschreibstörung, Dyskalkulie (Rechenschwäche), Sprech-/Sprachstörung, an Kontaktschwierigkeiten, emotionalen Störungen (Ängste, Depressivität), Schulunlust (Ablehnung von Leistungsanforderungen) etc.. Teilleistungsschwächen werden der ICD Klassifikation mit dem Buchstaben „F" zugeordnet und damit den psychischen und Verhaltensstörungen. Unter dieser symptomorientierten Betrachtungsweise haben sich auch entsprechende therapeutische Strategien entwickelt (s. u.).

2. Wahrnehmungsverarbeitungsstörungen

Wahrnehmung ist die Grundlage aller sogenannten Teilleistungen wie z.B. die Fähigkeit zu sprechen, sich zu konzentrieren, schreiben zu können, lesen zu können, rechnen zu können, Grob- und Feinmotorik zu entwickeln, etc.. Wahrnehmung und Verarbeitung ist den unterschiedlichen Sinnessystemen sowie ihren Verschaltungen untereinander im Gehirn zuzuordnen. Hierzu gehören das visuelle, auditive, taktil-kinästhetische, propriozeptive (Körper im Raum), olfaktorische (Geruch) sowie gustatorische (Geschmack) System.

Der gesamte Prozess der Verarbeitung, Wahrnehmung und Verwertung

von Signalen ist ein eng verwobener z.T. hierarchischer Prozess, an dem eine Vielzahl von serialen, parallelen und verteilten neuronalen Netzwerken beteiligt sind. Sie finden in verschiedenen Bereichen im Gehirn statt, haben aber auch eine ausgeprägte Wechselwirkung untereinander. Die Begrifflichkeiten werden z.T. noch nicht eindeutig verwendet. Einige trennen die Begriffe Wahrnehmung und Verarbeitung. Danach ist Verarbeitung eine neuronale Weiterleitung sowie (unbewusste) Vorverarbeitung und Filterung von Signalen auf verschiedenen Ebenen im Gehirn (Nerv, Hirnstamm, Kortex). Wahrnehmung (Perzeption) wird danach als ein Teil der Kognition (also der bewussten) Verarbeitung verstanden. Man kann aber beide Begriffe auch in dem Gesamtbegriff der zentralen Verarbeitung zusammenfassen. Insgesamt kann man eine Verarbeitungs- und/oder Wahrnehmungsstörung dann voraussetzen, wenn zentrale Prozesse funktionell gestört sind und nicht auf einem strukturellen Defizit beruhen.
Wer sich z. B. nicht im Raum auskennt (sog. Raum-Lage-Störungen) wird auch Probleme im Zahlenraum haben. Hieraus kann sich eine Rechenstörung entwickeln. Wer spezifische Einschränkungen im auditiven Verarbeitungssystem hat (z.B. auditives Gedächtnis) wird Probleme beim kleinen Einmaleins bekommen. Wer Defizite der objektorientierten, visuellen Verarbeitung z.B. auf der Grundlage mangelnden binokulären Sehens hat, kann Einschränkungen im Lese- und Rechtschreibprozess erfahren. Wir können somit klar festhalten, dass Wahrnehmungsverarbeitungsstörungen die Grundlage von Teilleistungsschwächen sind. Dies erfordert in Zukunft auch eine modifizierte Klassifikationsbeschreibung innerhalb der ICD 10. Es gibt bisher keine ICD 10-Kategorie für funktionelle zentrale Verarbeitungsstörungen. Eine funktionell bedingte Beeinträchtigung der Informationsverarbeitung im Gehirn kann aber mittlerweile durch neuere physiologisch orientierte Untersuchungsverfahren (z.B. fMRT, PET, EKP)[1] ursachenorientierter beschrieben werden. Dies sind bildgebende Verfahren, wobei Hirnfunktionen durch farbig unterschiedliche Darstellung sichtbar gemacht werden können.

Gemäss der internationalen Klassifikation von Krankheiten, an denen wir uns als Mediziner orientieren müssen, müssen wir z.T. die visuellen und

---

[1] fMRT = funktionelle Magnet-Resonanz-Tomographie
PET = Positronen-Emissions-Tomographie
EKP = die Messung „ereigniskorrelierter“ Potentiale

auditiven Störungen mit H90.5 bzw. H53.3 klassifizieren, wobei diese Klassifizierung den Organen des Hörens und Sehens zugeordnet werden. Bei der Sprech- und Sprachstörung kann es sich um mechanisch bedingte Artikulationsstörungen handeln, es können aber auch rezeptive Sprachstörungen sein, deren Ursache Hörverarbeitungsstörungen (H90.5, H91.8, H93.2) sind, die nicht in der F-Kategorie stehen. Sie werden bisher ebenso wie die binokulare Fusionsstörung (H53.3) auch der H-Kategorie zugeordnet.

3. AD(H)S – Kernsymptomatik

Hinter der Diagnose Aufmerksamkeitsdefizit/Hyperaktivitätsstörung (AD(H)S) steht eine große Gruppe von Störungen, deren Kernsymptomatik durch die Begrifflichkeiten:

- Aufmerksamkeits-/Konzentrationsprobleme
- Impulsives Verhalten
- Motorische Unruhe
- Verträumtheit

beschrieben wird. Auch orientiert sich die Diagnose und Diagnostik an Symptombeschreibungen, welche sich in einem Fragebogenkatalog widerspiegeln, der subjektive Empfindungen anderer wiedergibt.

Neuere Untersuchungsverfahren zeigen, dass sich diese Störungen vornehmlich im Vorderhirn abspielen und zentrale Verarbeitungsstörungen im Vorderhirn für die unterschiedliche z.T. sehr heterogene Symptomatik verantwortlich sind. Es sind aber auch Untersuchungen bekannt, wonach sich frühe Schädigungen im Bereich des Frontalhirns so ausgewirkt haben, dass diese Patienten kein Gefühl und kein Verständnis für soziale Zusammenhänge hatten. Solche Patienten können zwar klar und rational denken, sind aber unfähig, soziale Beziehungen aufzubauen. Neben den klassischen Kernsymptomen des AD(H)S werden also noch ganz andere Fehlfunktionen im Frontalhirn beschrieben, die langfristig möglicherweise ganz andere Auswirkungen haben und auf die wir bisher noch viel zu wenig geschaut haben.

Hinzu kommt, dass psychiatrische Begleitstörungen wie u.a. Angststörungen, Depressionen oder oppositionelles Sozialverhalten in der Regel sekundäre Probleme sind, die durch vielfache Misserfolgserlebnisse in der Schule und im privaten Kontext den Aufbau eines negativen Selbstbildnisses begünstigen.

4. Therapeutische Strategien

Die folgende Übersicht gibt eine tabellarische Zusammenstellung von Therapiestrategien bei bestimmten Wahrnehmungsverarbeitungsstörungen bzw. Teilleistungsschwächen ohne Anspruch auf Vollständigkeit.

4.1 Wahrnehmungsverarbeitungsstörungen

Visuelle Störungen	Ausgleich monokularer und binokularer Problematik Medikation Blicktrainings
Auditive Störungen	Hörverstärkungsanlagen Auditive Trainings
Taktil-kinästhetische Störungen	Sensorische Integration

4.2 Teilleistungsschwächen

Motorische Störungen	Psychomotorik, Ergotherapie, Motopädie
Lernstörungen Legasthenie Dyskalkulie	Sonderpädagogische Angebote
Feinmotorik	Medikation Ergotherapie

Ängste/Depression	Psychotherapie
Störungen des Sozialverhaltens	Verhaltenstherapie Gruppentherapie
Sprech- und Sprachstörung	Logopädie

5. Langzeitstudienergebnisse bzgl. therapeutischer Strategien

Gehen wir von sog. „Evidence based Medicine“ basierten Studien aus, so gibt es bisher für die o.g. Therapien bei Wahrnehmungsverarbeitungsstörungen bzw. Teilleistungsschwächen keine Langzeittherapieevaluierungserfahrungen (Bewertung einer Langzeittherapie) mit großen Patientenkohorten wie sie z.B. für medikamentöse Behandlungsstrategien erforderlich sind. Dies ist sicherlich mit ein Grund, dass sie noch explizit in der internationalen Klassifikation als eigenständige Krankheitsbilder definiert sind.

6. AD(H)S – Drei-Komponentenmodell der AD(H)S Behandlung Multimodales Therapiekonzept

Das klassische Dreikomponentenmodell der AD(H)S-Behandlung setzt sich aus a) Erziehung b) psychosozialen Interventionen und c) pharmakotherapeutischen Interventionen zusammen. Es hat sich bisher empirisch als bestes Konzept herauskristallisiert.

7. AD(H)S – Langzeitstudienergebnisse

Im Gegensatz zu den Teilleistungsschwächen und Wahrnehmungsverarbeitungsstörungen beruhen die für das AD(H)S beschriebenen Therapiekonzepte auf sog. „Evidence based Medicine“ basierten Studien. Es gibt Langzeittherapieevaluierungserfahrungen wie sie für medikamentöse Behandlungsstrategien erforderlich sind, um die Zulassungsbedingungen für Medikamente zu erfüllen. Einige Ergebnisse von Langzeitstudien sollen im Folgenden kurz zusammengefasst werden.

7.1 New York/Montreal Studie

Über einen Zeitraum von zwei Jahren wurde an zwei medizinischen Einrichtungen (New York und Montreal) eine prospektive Studie mit 103 Kindern im Alter von 7–9 Jahren (93 % Jungen, 7 % Mädchen) durchgeführt. Eine Gruppe erhielt nur eine medikamentöse Therapie mit Stimulanzien, eine zweite Gruppe erhielt zusätzlich eine intensive psychosoziale multimodale Therapie (soziales Kompetenztraining, Elterntraining und Unterstützung in Schule). Eine dritte Gruppe erhielt die medikamentöse Therapie und ein Konzentrationstraining.

Ergebnis: Nach 24 Monaten zeigten sich statistisch keine Unterschiede in den drei Gruppen bzgl. der Kernsymptomatik. Zusätzlich waren die schulischen Leistungen, der emotionale Status und das psychosoziale Verhalten der Kinder statistisch am Ende der Beobachtungsperiode nicht zu unterscheiden, unabhängig von der durchgeführten Therapie.

7.2 **M**ultimodal-**T**reatment-Study of Children with **A**DHD (**MTA**-Study)

Über einen Zeitraum von zunächst 14 Monaten wurde an sechs medizinischen Einrichtungen in den USA eine prospektive Studie mit 579 Kindern im Alter von 7–9 Jahren (80 % Jungen, 20 % Mädchen) mit der Diagnose AD(H)S durchgeführt. Eine Gruppe erhielt nur eine medikamentöse Therapie mit Stimulanzien, eine zweite Gruppe erhielt zusätzlich eine intensive Verhaltenstherapie, eine dritte Gruppe erhielt ausschließlich eine intensive Verhaltenstherapie und eine vierte Gruppe (Kontrollgruppe) erhielt die medikamentöse Therapie im Rahmen einer „normalen" hausärztlichen Betreuungssituation (Grundversorgung).

Ergebnis: Nach **14 Monaten** zeigten sich statistisch signifikante Unterschiede zwischen allen Gruppen. Bezüglich der AD(H)S Kernsymptomatik war die medikamentöse Behandlung der Verhaltenstherapie oder der ortsüblichen Grundversorgung deutlich überlegen (Abb. 1). Es gab einzelne Bereiche (besonders bei den nicht klassischen AD(H)S Kernsymptomen), bei denen die Verhaltenstherapie sehr effektiv war. Hieraus entwickelte sich das Konzept der multimodalen Kombinationstherapie (Medikation + verhaltenstherapeutische Ansätze).

MTA-Studie (Veränderungen bei hyperkinetischem und oppositionellem Verhalten nach 14 Monaten, Eltern)

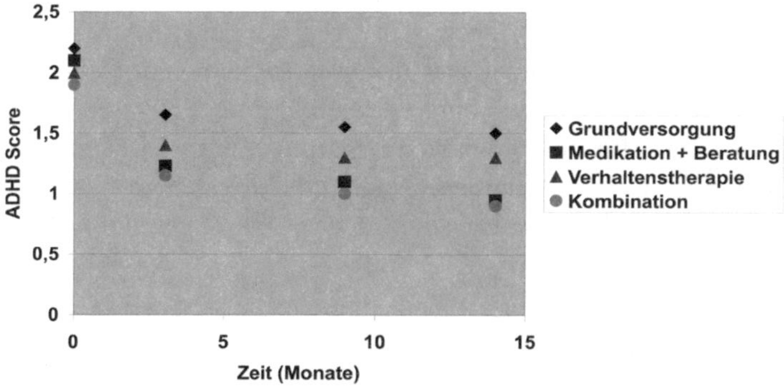

J.M. Swanson et al.: J. Am. Child. Adolesc. Psychiatry 40, 168-179, 2001

Abb. 1

Eine Kosten-/Nutzen-Analyse der verschiedenen Therapieformen in der MTA Studie in Bezug auf ihren Erfolg wurde nach 14 Monaten durchgeführt (Abb. 2). Gerade in der heutigen Zeit ist es wichtig, solche Erhebungen durchzuführen, um Kosten, Zeit und unnötige Therapien zu sparen. Die Ergebnisse dieser Analyse (nach 14 Monaten) zeigen, dass es gerechtfertigt ist, in den meisten Fällen nur eine medikamentöse Therapie zu favorisieren.

MTA Studie
Kosten/Nutzen-Relation nach 14 Monaten

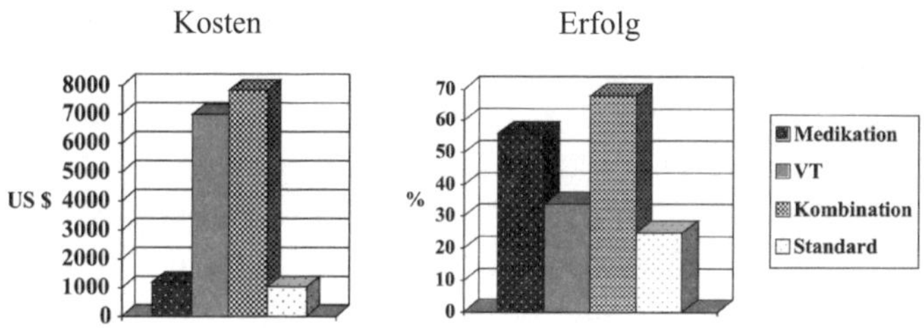

Jensen et al: Am. Psychiatry 2005, 162: 1628-36

Abb. 2

Ergebnisse der MTA Studie nach 24 Monaten (Abb. 3)

Der Vorteil einer solchen prospektiven Studie ist, dass die Patienten weiter verfolgt werden können. Eine weitere Analyse der MTA Studie erfolgte nach **24 Monaten**. Die Intensität der unterschiedlichen Behandlungsformen ist in jedem Fall nicht mehr vergleichbar mit den ersten 14 Monaten. Man kann aber erkennen, inwieweit bestimmte, nach 14 Monaten vorhandene Ergebnisse stabil bleiben. Nach 24 Monaten konvergierten die Behandlungsstrategien wieder. Die Schlussfolgerungen der MTA Gruppe waren zu diesem Zeitpunkt:

MTA-Studie (Veränderungen bei hyperkinetischem und oppositionellem Verhalten nach 2 Jahren, Eltern)

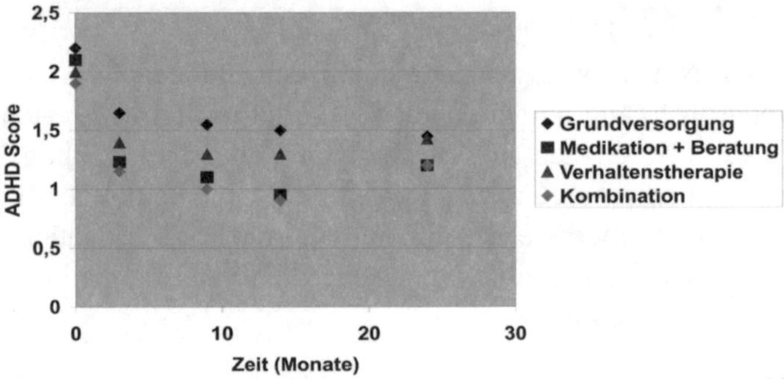

MTA Cooperative Group, Pediatrics 113, 754-761, 2004

Abb. 3

a) Falls sich der Trend bestätigen sollte konvergieren alle vier Behandlungsstrategien.
b) Insgesamt zeigt sich weiterhin eine Verbesserung der Symptomatik Hyperaktivität/Impulsivität.
c) Es zeigt sich kein Unterschied hinsichtlich des Parameters „Soziale Kompetenz“ im Vergleich aller Behandlungsformen.
d) Die Verbesserung in Bezug auf die Basis – AD(H)S-Symptomatik korreliert mit einer Wachstums- und Gewichtseinschränkung.
e) Falls sich dies im weiteren Verlauf so bestätigt, muss die Dosis der Medikation reduziert werden.

Ergebnisse der MTA Studie nach 72 Monaten (Abb. 4, nach Vorträgen von Mitgliedern der MTA Gruppe)

Die bisher nicht veröffentlichten aber in verschiedenen Vorträgen von Mitgliedern der MTA Gruppe präsentierten Langzeitdaten bis zu sechs Jahren zeigen, dass sich die nach 14 Monaten gefundenen Unterschiede zwischen den einzelnen Behandlungsformen minimieren und so gut wie nicht mehr erkennbar sind. Grundsätzlich ist also nach den bisher bekannten Daten über den Zeitraum von 72 Monaten eine medikamentöse Therapie nicht anderen Therapieformen, insbesondere intensiven verhaltenstherapeutischen Formen überlegen.

Die Ergebnisse beziehen sich nur auf Patienten mit einer kombinierten Symptomatik und unter Stimulanzien. Es gibt bisher keine Erkenntnisse bzgl. der großen Gruppe von Patienten, die nur eine Unaufmerksamkeitsproblematik zeigen. Langfristig zeigen sich Nebenwirkungen hinsichtlich mangelnder Gewichts- und Längenzunahme unter Medikation.

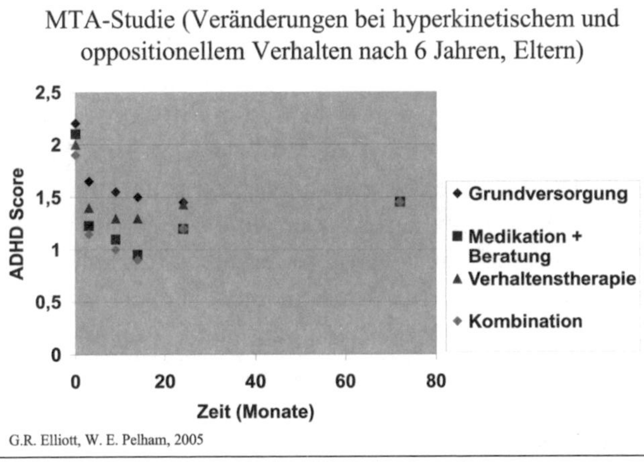

Abb. 4

Im Ergebnis können kurzfristig die klassischen ADHS-Symptome (Trias: Aufmerksamkeitsstörung, Hyperaktivität, Impulsivität) verbessert werden. Langfristig haben sie eine geringere Bedeutung als die sog. „impairments" (Sozialverhalten, emotionale Kompetenz, Leistungsverhalten), um langfristig bestehen zu können. Die Beeinträchtigungen der Kinder im alltäglichen Leben (u.a. Sozialkompetenz, emotionale Kompetenz, Beziehung zu Gleichaltrigen, Familienbeziehungen, schulische Leistungen) wiegen danach langfristig weitaus schwerer als die Kernsymptomatik des ADHS. Sie stellen in der Regel auch den Vorstellungsanlass beim Arzt dar. Die Erfassung der Beeinträchtigungen im alltäglichen Leben (s.o.) sowie die Fähigkeiten des Kindes, sich an die alltäglichen Anforderungen anzupassen, sind zusätzlich sowohl für die Eingangsdiagnostik als auch die Therapiezielüberprüfung wichtig. Neben den klassischen Kernsymptomen des ADHS ist also frühzeitig die Erfassung weiterer Symptome wichtig. Die Normalisierung oder Minimierung von Beeinträchtigungen und die Maximierung von Fähigkeiten sich an Alltagsforderungen anzupassen, sind somit die zentralen Ziele und nicht nur die Elimination von ADHS-Kernsymptomen nach DSM IV.

Diese Langzeitergebnisse der MTA Studie werden sicherlich zur Neubewertung der Bedeutung einer stimulierenden medikamentösen Therapie im Langzeitverlauf von Kindern und Jugendlichen beitragen.
Die derzeitige Schlussfolgerung aus den beiden Studien ist folgende: Wir müssen das Konzept der multimodalen Therapie überdenken.

7.3 Pittsburg Adolescent Longitudinal Study (PALS)

Über einen Zeitraum von jetzt sechs Jahren in Pittsburg (USA) wird eine vergleichende prospektive Studie mit 367 Kindern im Alter von 5–12 Jahren mit ADHS sowie einer gesunden Kontrollgruppe (240 Kinder) durchgeführt. Eine Gruppe erhält nur eine medikamentöse Therapie mit Stimulanzien, eine zweite Gruppe erhält zusätzlich eine intensive Verhaltenstherapie). Hauptzielkriterien sind neben den klassischen ADHS-Symptomen folgende Schlüsselparameter (Impairments):

- Bindungsverhalten
- Akademische Leistungen
- Soziale Kompetenzen (peer group)

Ergebnisse: Erste Ergebnisse zeigen, dass es keine Langzeitveränderungen unter Medikation bzgl. a) Bindungsverhalten b) akademischen Leistungen und c) sozialen Kompetenzen (peer group) unter diesen unterschiedlichen Behandlungsstrategien gibt.

8. Zusammenfassung

Zusammenfassend ist festzustellen: Die Ergebnisse aller bisherigen Langzeitstudien zeigen keine Vorteile der Medikation aber auch anderer Behandlungsformen bzgl. der entscheidenden Parameter der sozialen und emotionalen Entwicklung. Die kurzfristige Verbesserung der Symptomatik (Hyperaktivität und Impulsivität) unter kontrollierten Medikationsbedingungen ist über einen längeren Zeitraum nicht reproduzierbar. Die kurzfristige Verbesserung der Symptomatik korreliert nicht mit der langfristigen Entwicklung der sozialen, emotionalen und Lernkompetenz.

9. Fazit

Verarbeitungsprozesse im Gehirn sind für Interpretationen unserer Umwelt zuständig u.a.

- Visuelle Signale
- Auditive Signale
- Soziale Signale (Mimik, Gestik, Empathie, Selbstkontrolle)

und können unser Verhalten kontrollieren. Gleiche oder ähnliche Symptome können unterschiedliche Ursachen im Gehirn haben. Eine Diagnostik mit funktionellen „bildgebenden“ Verfahren ist für eine differenzierte Therapie, insbesondere von visuellen und auditiven Verarbeitungsstörungen notwendig, in Zukunft möglicherweise auch für „soziale“ Verarbeitungsstörungen.
Spezifische Therapien erfordern eine differenzierte Diagnostik der Wahrnehmungsverarbeitung. Beschreibungen der Symptomatik i.S. von Einschränkungen in bestimmten Bereichen (Teilleistungsschwächen) können zielführend sein. Da wir für die Anerkennung bei Kostenträgern uns nach international üblichen Klassifizierungen (z.B. ICD 10) richten müssen, benötigen wir ICD 10-Definitionen für funktionelle Verarbeitungsstörungen im Gehirn. Es fehlen Langzeittherapiestudien zur Bewertung von therapeutischen Interventionen bei Wahrnehmungsverarbeitungsstörungen.

10. Soziale und emotionale Perspektiven

Schauen wir auf die richtigen Zielparameter, die da sind Sozialkompetenz, emotionale Kompetenz und Leistungsverhalten? Die neuere Wissenschaft favorisiert eine faszinierende Hypothese, dass Phänomene wie Mitgefühl (Empathie und Intuition) durch die Existenz von Nervenzellen (sog. Spiegelzellen) im Gehirn zu erklären sind.

Für eine zukünftige Betrachtungsweise sind als Zielparameter eher folgende Dinge wichtig:

- Selbst-Bewusstheit
- Selbstkontrolle
- Empathie
- Konfliktlösungsverhalten
- Teamfähigkeit

Wir müssen unsere Modelle weiter denken. Neben den fehlenden Bildungsstandards (siehe PISA und Wissensgesellschaft) werden wir uns in Zukunft auf die emphatische und soziale Kompetenz in der Forschung konzentrieren müssen. Sind auch ggf. noch andere Neurotransmitter für ein Empathiezentrum zuständig?

Literatur

Elliot, G. R.: Stimulant Side Effects: What are they and what can we do about them. Vortrag anlässlich des Internationalen CHADD Kongresses in Nashville, USA 30.10. 2004.

Graichen, J. (1979): Zum Begriff der Teilleistungsstörungen.
In: Lempp, R. (Hrsg.): Teilleistungsstörungen im Kindesalter. 43–62. Bern/Stuttgart

Jensen, P.S. et. al.: Cost-Effectiveness of ADHD Treatments: Findings from the Multimodal Treatment Study of Children with ADHD

Klein, R. G., Abikoff, H., Hechtman, L., Weiß, G. (2004): Design and rationale of controled study of longterm methylphenidate and multimodal psychosocial treatment in children with ADHD.

J. Am Acad Child Adolesc Psychiatry 43, 792-838

MTA Cooperative Group (2004): National Institute of Mental health Multimodal Treatment Study of ADHD Follow-up: Changes in Effectiveness and Growth. Pediatrics 113(4), 762–769

MTA Cooperative Group (2004): National Institute of Mental health Multimodal Treatment Study of ADHD Follow-up: 24-Month Outcomes of Treatment Strategies for Attention Deficit/Hyperactivity Disorder. Pediatrics 113(4), 754–761

MTA Cooperative Group (1999): 14 Month randomised clinical trial of treatment strategies for attention deficit hyperactivity disorder. Arch. Gen. Psychiatry 56, 1073–1086

Pelham, W. E.: Do stimulant drugs improve longterm outcomes in AD/HD? Findings from the Pittsburgh AD/HD Longitudinal study. Vortrag anlässlich des Internationalen CHADD Kongresses in Nashville, USA 30.10.2004.

Pelham, W. E.: Lessons from the MTA longterm effects.Vortrag anlässlich des Internationalen ADHS Symposiums in Heidelberg 16.03.2005

Pelham, W. E. et. al. (2000): Behavioral versus Behavioral and Pharmacological Treatment in ADHD Children Attending a Summer Treatment program. J. of Abnormal Child Psychology 28(6), 507–525

Remschmidt, H., Schmidt, M., Poustka, F. (Hrsg.) (2001). Multiaxiales Klassifikationsschema für psychische Störungen des Kindes und Jugendalters nach ICD-10 der WHO, Bern: Huber

Versorgung von Kindern und Jugendlichen mit ADHS – Schwachstellen und Perspektiven[1]

Manfred Döpfner

Die Diskussion um Aufmerksamkeitsdefizit- und Hyperaktivitätsstörungen (ADHS) nimmt in den letzten Jahren sowohl in der Fachöffentlichkeit als auch in unserer Gesellschaft generell zu. Nicht nur, dass ganze wissenschaftliche Kongresse diesem Thema gewidmet sind und Themenhefte in Fachzeitschriften herausgegeben werden, auch der Buchmarkt quillt über von Ratgebern und Bekenntnisliteratur zu diesem Thema und sogar die einschlägigen politischen Magazine in den Printmedien wie auch im Fernsehen widmen sich Fragestellungen aus diesem Bereich und selbst die politische Ebene nimmt Stellung zu einzelnen Aspekten. Gegenwärtig gibt es wohl kaum ein anderes Thema aus dem Bereich der psychischen Störungen, über das in der Gesellschaft und in Fachkreisen so emotionalisiert und polarisierend diskutiert wird. Das hat seine Gründe:

Symptome einer ADHS gehören zu den häufigsten Vorstellungsanlässen in Erziehungsberatungsstellen, kinderpsychotherapeutischen und kinderpsychiatrischen Praxen, sozialpädiatrischen Zentren und kinderpsychiatrischen Kliniken. Lediglich aggressive Störungen sind ähnlich häufig Anlass zur Vorstellung von Kindern oder Jugendlichen in solchen Einrichtungen (Döpfner, 2000; Döpfner et al., 1997).
Den Pädagogen brennt das Problem unter den Nägeln. Legt man alleine das Lehrerurteil in Fragebögen zugrunde, dann müsste in deutschen Grundschulen bei 17,8 % aller Schüler eine Aufmerksamkeitsdefizit-/Hyperaktivitätsstörung nach DSM-IV (AD/HD) diagnostiziert werden (Baumgärtel et al., 1995); etwas geringere Prävalenzen werden in vergleichbaren Studien aus den USA berichtet (Wolraich et al., 1996). Zwar liegen in Deutschland die entsprechenden Häufigkeiten auf der Basis von Elterneinschätzungen um einiges unter diesen Zahlen (Brühl et al., 2000), doch zeigen die Ergebnisse in den Schulen, wie häufig Lehrer bei Grundschulkindern Symptome einer ADHS feststellen oder festzustellen

---

[1] aktualisierte Fassung von: Döpfner, M & Lehmkuhl, G. (2002). ADHS von der Kindheit bis zum Erwachsenenalter – Einführung in den Themenschwerpunkt. Kindheit und Entwicklung 11: 67–72

glauben. Die relativ hohe Stabilität der Problematik vom Kindes- bis ins Jugendalter und teilweise sogar bis ins Erwachsenenalter hinein ist in vielen internationalen Studien belegt worden (vgl. Adam et al., 2002, Döpfner et al., 2000 a).

Keine andere psychische Störung liegt in einem vergleichbaren Maß an der Schnittstelle und im Spannungsfeld von Pädagogik, Psychologie und Medizin. Dies betrifft sowohl die Ätiologie als auch die Diagnostik und die Therapie. In der Therapie ist es häufig notwendig, pädagogische und sonderpädagogische Vorgehensweisen mit psychotherapeutischen und pharmakotherapeutischen Interventionen im Rahmen einer multimodalen Therapie miteinander zu verbinden.

Probleme und Schwachstellen in der pädagogischen, psychotherapeutischen und medizinischen Versorgung. Seit Anfang der 90er Jahre hat sich der Verbrauch von Methylphenidat, das zur Behandlung von ADHS eingesetzt wird, vervielfacht. Dies hat vor einigen Jahren dazu geführt, dass sich die Bundesdrogenbeauftragte kritisch dazu geäußert hat. Mittlerweile ist allerdings klar, dass auch heutzutage prinzipiell nicht davon ausgegangen werden kann, dass zuviel verschrieben wird. Bereits vor einigen Jahren hat sich eine Arbeitsgruppe aus der Klinik und Poliklinik für Psychiatrie und Psychotherapie des Kindes- und Jugendalters am Klinikum der Universität zu Köln diesem Thema in einer Analyse der Verordnungszahlen angenommen und die Ergebnisse publiziert. Danach kann nicht von einer generell zu hohen Verschreibungsrate ausgegangen werden (Schubert et al., 2001). Allerdings sagen diese Ergebnisse noch nichts darüber aus, dass die Verschreibung auch entsprechend der Indikation erfolgt. Eine Studie von Angold und Mitarbeitern (2000) weist in diesem Zusammenhang auf problematische Entwicklungen in den USA hin. In dieser Aufsehen erregenden Analyse, die im Rahmen einer großen epidemiologischen Studie durchgeführt wurde, wird erstmals belegt, dass in den USA in hohem Maß Fehlverschreibungen von Stimulanzien vorkommen – die Mehrzahl der Kinder, denen Stimulanzien verschrieben wurden, hatten zu keinem Zeitpunkt die Diagnose einer ADHS. Dieser Befund lässt sich natürlich nicht ohne weiteres auf Deutschland mit deutlich geringeren Verordnungszahlen übertragen, er zeigt aber die möglichen Gefahren auf.

Nach unseren Erfahrungen sind in der pharmakologischen Therapie der Kinder häufig folgende Schwachstellen zu erkennen:
Mangelhafte Diagnostik. Die Leitlinien zur Diagnostik und Therapie von ADHS, die sowohl von deutschen als auch europäischen und anderen internationalen Fachgesellschaften und Arbeitsgruppen formuliert wurden (American Academy of Child and Adolescent Psychiatry, 1997; Deutsche Gesellschaft für Kinder- und Jugendpsychiatrie und Psychotherapie et al., 2000; Taylor et al., 2002), weisen auf die Notwendigkeit einer genauen Diagnostik unter Einbeziehung der Informationen von Eltern, Erziehern und Lehrern sowie testpsychologischer Untersuchungen und körperlicher Abklärungen hin. Dies bedeutet in der Regel eine mehrstündige Diagnostik, bevor eine Diagnose und die Indikation für eine medikamentöse Therapie gestellt werden kann (vgl. Döpfner et al., 2000 a). Unsystematische Erfahrungen und Berichte aus vielen Teilen Deutschlands weisen darauf hin, dass diese Standards häufig nicht eingehalten werden.

Nichtberücksichtigung von Behandlungsalternativen. Die Diagnose einer ADHS impliziert jedoch nicht automatisch eine medikamentöse Therapie. Die genannten Leitlinien weisen darauf hin, dass alternativ zur medikamentösen Behandlung Verhaltenstherapie indiziert sein kann. Bei Kindern, die nicht massiv von der Symptomatik betroffen sind (und das ist die Mehrheit der diagnostizierten Kinder), wird in den deutschen und den europäischen Leitlinien die Verhaltenstherapie sogar als Methode der ersten Wahl empfohlen. Die Ergebnisse der Kölner Multimodalen Therapiestudie (Döpfner et al., 2004) zeigen, dass sich bei annähernd 2/3 der Kinder mit ADHS im Verlauf einer Verhaltenstherapie mit dem Therapieprogramm THOP (Döpfner et al., 2002 b) die Symptome soweit vermindern lassen, dass eine Stimulanzientherapie nicht mehr indiziert ist. Allerdings macht es wenig Sinn, allzu lange verhaltenstherapeutisch zu behandeln, wenn sich unter dieser Therapie keine Veränderungen einstellen. Dann ist eine ergänzende oder alternative Therapie mit Psychostimulanzien indiziert. Die Ergebnisse der bahnbrechenden US-amerikanischen MTA-Study (Multisite Multimodal Treatments Study of ADHD) werden in der Fachöffentlichkeit oft fälschlicherweise als ausschließliche Bestätigung der medikamentösen Therapie interpretiert. Bei genauerem Hinschauen erkennt man jedoch, dass sich bei allen geprüften Interventionen erhebliche Veränderungen im Verlauf der Behandlungen einstellten und dass sich die (sehr umfangreiche) multimodale Verhaltenstherapie mit kind-, familien- und schulzentrierten Interventionen in ihrer Wirksamkeit auf 16 Ergebnisvariablen nicht von der medikamentösen Therapie unterscheidet. Die medikamentöse Therapie erweist sich lediglich bei Eltern- und Lehrerbeurteilungen von Unaufmerksamkeit und bei der Lehrerbeurteilung von Hyperaktivität im Vergleich zur Verhaltenstherapie als wirksamer (MTA Cooperative Group, 1999 a,b; Pelham, 1999).

Fehlende Integration der medikamentösen Behandlung in ein multimodales Behandlungskonzept. Bislang enttäuschend waren die Ergebnisse der MTA-Study hinsichtlich der Wirksamkeit der kombinierten Stimulanzien- und Verhaltenstherapie im Vergleich zur isolierten Stimulanzientherapie. Hier zeigten erste Analysen kaum signifikante Unterschiede in den Effekten, obwohl tendenziell bessere Ergebnisse durch die kombinierte Behandlung erzielt wurden (MTA Cooperative Group, 1999 a,b) und bei kombinierter Therapie eine geringere Stimulanziendosis ausreichte (Vitiello et al., 2001). Reanalysen mit einem Erfolgsmaß, das mehrere Erfolgsvariablen integrierte, belegen allerdings eine Überlegenheit der kombinierten Therapie 14 Monate nach Behandlungsbeginn (Conners et al., 2001) und eine weitere Analyse zeigt auch, dass die Erfolgsrate in der kombinierten Behandlung mit 68 % doch über jener der Stimulanzientherapie (56 %) liegt (Swanson et al., 2001). Darüber hinaus wird häufig übersehen, dass die Stimulanzientherapie-Bedingung eine genaue Titrierung der Medikation, monatliche Kontakte und den Einsatz von verhaltenstherapeutischen Selbsthilfemanualen beinhaltete, also schon einen umfassenderen Behandlungsansatz mit ausführlicher Beratung darstellte. Nach den europäischen und deutschen Leitlinien wird ein ausschließliches Verschreiben von Medikamenten nicht empfohlen, sondern zumindest eine Integration in einen umfassenden Beratungsansatz mit regelmäßigen Kontrollen für notwendig erachtet. Diese Vorgaben werden somit auch durch die neuesten Ergebnisse der MTA-Study gestützt (vgl. Taylor, 1999).

Mangelhafte Titrierung und Verlaufskontrolle. Die Leitlinien der Fachgesellschaften und die Ergebnisse der MTA-Study weisen auf die Notwendigkeit einer genauen Überprüfung der Effekte der Stimulanzientherapie und eine individuelle Dosiseinstellung (Titrierung) hin. Dazu wurden genaue Titrierungsschemata ausgearbeitet (z. B. Döpfner et al., 2000 a). Damit wird die medikamentöse Einstellung eines Kindes oder

Jugendlichen zu einer zeitintensiven Aufgabe, die genaue Verhaltensbeurteilungen durch Eltern und Lehrer erfordert. Dieser notwendige Aufwand wird nach den sicher nicht repräsentativen bundesweiten Rückmeldungen häufig nicht betrieben. Dies gilt auch für die nach den Leitlinien jährlich notwendige Überprüfung der Indikation für eine medikamentöse Weiterbehandlung (durch Auslassversuche).

Multimodale Therapie ist notwendig. Medikamentöse Therapie sollte nur im Rahmen eines umfassenden Behandlungskonzeptes eingesetzt werden, das auch die Beratung der Eltern sowie psychotherapeutische und psychosoziale Behandlungs- und Betreuungsmaßnahmen enthält. Dies wird in den von der Deutschen Gesellschaft für Kinder- und Jugendpsychiatrie und Psychotherapie (2000) verabschiedeten Leitlinien zur Diagnostik und Therapie vorgegeben, die eine ausschließliche medikamentöse Therapie als nicht hinreichend einstufen und die bei weniger massiv ausgeprägter Symptomatik vor die medikamentöse Therapie eine Beratung und Verhaltenstherapie schalten, die in vielen Fällen ausreichend sein kann. Bei medikamentöser Therapie ist eine begleitende kontinuierliche Beratung unter Anwendung verhaltenstherapeutischer Konzepte unabdingbar. Bei Fortbestehen von ausgeprägten Verhaltensauffälligkeiten ist eine begleitende umfassende Verhaltenstherapie indiziert. Allerdings fehlt es bei der Umsetzung der Leitlinien selten an der Einsicht der Behandler, sondern häufiger an den zeitlichen, personellen und fachlichen Ressourcen.

Ein Gesamtkonzept ist nötig. In einem Gesamtkonzept für ein integriertes Gesundheitsmanagement für Kinder, Jugendliche und Erwachsene mit ADHS müssten die genannten Aspekte berücksichtigt werden. Darüber hinaus ist jedoch zu beachten, dass Behandlungsmaßnahmen nur erfolgreich sein können, wenn sie in Anspruch genommen werden. Allerdings wird nur eine Minderheit der Kinder, die nach Angaben der Eltern, der Erzieher oder der Lehrer entsprechende Auffälligkeiten zeigen, auch tatsächlich in Behandlungseinrichtungen vorgestellt. Dies liegt vermutlich nur teilweise an dem mangelnden Behandlungsangebot, auch die (Misserfolgs-) Erwartungen der Eltern bezüglich einer Beratung oder Therapie spielen hier eine wesentliche Rolle (Döpfner et al., 2002 c). Nicht nur die geringe Vorstellungsrate, auch die schiere Unmöglichkeit, alle Kinder mit diesen Auffälligkeiten einzeltherapeutisch zu versorgen, wenn sie denn alle vorgestellt würden, zwingt zur Entwicklung neuer Perspektiven. Bei AHDS handelt es sich um ein sehr häufig auftretendes Problem mit hohem Chronifizierungsrisiko, das erhebliche unmittelbare Gesundheitskosten und gesellschaftliche Kosten nach sich zieht (z. B. Kosten im Bereich der Jugendhilfe, des Strafvollzuges, der Sonderbeschulung) – ganz zu schweigen von den enormen individuellen Belastungen der betroffenen Kinder und Jugendlichen selbst und ihrer Angehörigen. Viele der Komponenten von Disease-Management-Programmen für (körperlich) chronisch Kranke (Lauterbach & Stock, 2001) lassen sich auf die Problematik bei Kindern mit expansiven Störungen anwenden und zu einem Konzept für ein umfassendes Gesundheitsmanagement für Kinder, Jugendliche und Erwachsene mit ADHS entwickeln, das präventive und therapeutische, pädagogische, sonderpädagogische, psychologische und medizinische Ansätze integriert. Nach Lauterbach und Stock (2001) ist Disease-Management ein integrativer Ansatz, der die episodenbezogene, sektoral aufgesplitterte Versorgung von einzelnen chronisch Kranken durch eine systematische, evidenzbasierte, sektorenübergreifende und kontinuierliche Versorgung eines Patientenkollektivs von chronisch Kranken über alle Krankheitsstadien und Versorgungseinrichtungen hinweg ersetzt. Ein solcher Ansatz lässt sich auch auf Aufmerksamkeitsdefizit-/Hyperaktivitätsstörungen übertragen. Dabei müssten folgende Komponenten berücksichtigt werden:

Evidenzbasierte Leitlinien für Professionelle zur Früherkennung, Prävention, Diagnostik und Therapie, die wichtige Orientierungspunkte bei der Diagnostik und Therapie von ADHS und im weiteren Umfang für expansive Störungen (ADHS und aggressiv-dissoziale Störungen) liefern. Hier sind mit den internationalen und nationalen Leitlinien für die Diagnostik und Therapie von Kindern und Jugendlichen mit hyperkinetischen Störungen und mit Störungen des Sozialverhaltens (Deutsche Gesellschaft für Kinder- und Jugendpsychiatrie und Psychotherapie et al., 2000; American Academy of Child and Adolescent Psychiatry, 1997; Taylor et al., 1998) und den daraus abgeleiteten Leitfäden Kinder- und Jugendpsychotherapie (Döpfner et al., 2000 a, b; Petermann et al., 2001 a) wichtige Schritte bereits erfolgt. Diese Leitlinien bedürfen jedoch der Erweiterung um Richtlinien zur Prävention, die bislang nur am Rande thematisiert wird.

Evidenzbasierte präventive Programme auf verschiedenen Ebenen und in verschiedenen Altersstufen. Präventive Programme können einerseits allgemeine Erziehungsinformationen durch kurze Ratgeber über verschiedene Medien (Fernsehen, Zeitschriften, Bücher) vermitteln und einen breiten Personenkreis ansprechen (universelle Prävention). Zusätzlich sind Programme nötig, die Mediatoren (Erzieher, Lehrer, Ärzte) einsetzen können, wenn sie gezielt nach Rat gefragt werden oder wenn sie selbst die Notwendigkeit einer präventiven Maßnahme erkennen (selektive oder indizierte Prävention). Gruppenangebote (z. B. über Elternkurse) sind eine weitere wichtige Komponente. Ein beispielhaftes Präventionsprogramm, das Präventionsprogramm für Expansives Problemverhalten (PEP) (Plück et al., 2006). Auch für Präventionsprogramme gilt, dass ihr Einsatz und die damit verbundenen Kosten nur dann gerechtfertigt sind, wenn ihre Wirksamkeit empirisch belegt ist, wenn sie also als evidenzbasiert betrachtet werden können. Die Effekte von Prävention werden international seit einiger Zeit intensiv untersucht, im deutschen Sprachraum konnte die Wirksamkeit von PEP bestätigt werden (Hanisch et al., 2006).

Evidenzbasierte Ratgeber und Patientenleitlinien, die Eltern, Erzieher, Lehrer und auch Kinder oder Jugendliche selbst aufklären und Anleitungen zur Problembewältigung geben. Trotz eines teilweise unübersehbaren Ratgebermarktes fehlt es an Materialien, die sich eng an die Methoden anlehnen, welche in den Leitlinien für Therapeuten formuliert und die evidenzbasiert sind. Die kleine Ratgeberreihe, die in Verbindung mit der Reihe Leitfaden Kinder- und Jugendpsychotherapie (Döpfner et al., 2000 d, e; Petermann et al., 2001 b) publiziert wird, versucht dieses Konzept zu verwirklichen und auch das umfassendere Elternbuch, das sich an das Therapieprogramm THOP anlehnt (Döpfner et al., 2006), entspricht diesem Konzept. Die Wirksamkeit solcher Ratgeber (Bibliotherapie) ist bislang für Aufmerksamkeitsdefizit-/Hyperaktivitätsstörungen kaum untersucht worden. An der Klinik und Poliklinik für Psychiatrie und Psychotherapie des Kindes- und Jugendalters der Universität zu Köln wird gegenwärtig eine Studie durchgeführt, welche die Wirksamkeit von Bibliotherapie überprüft.

Empirisch geprüfte Instrumente zur Diagnostik und Verlaufskontrolle. Auch unter Fachleuten lässt sich weiterhin eine hohe diagnostische Unsicherheit feststellen. Die Leitlinien zur Diagnostik und Therapie von

ADHS geben klare Orientierungspunkte für die Diagnostik und die Leitfäden (Döpfner et al., 2000 a, b) beschreiben die diagnostischen Strategien (inklusive halbstrukturierter Exploration, standardisierter Fragebögen und Testverfahren) detailliert. Psychometrisch überprüfte Fragebogenverfahren liegen bereits vor (Döpfner & Lehmkuhl, 2000; Döpfner et al., 2006) und ihre weitere Überprüfung und Normierung ist in vollem Gange.

Individuelle therapeutische Interventionen auf der Grundlage evidenzbasierter Therapieprogramme. Die in den Leitlinien für Diagnostik und Therapie benannten psycho- und pharmakotherapeutischen Verfahren können als evidenzbasiert bezeichnet werden, wenngleich weitere Therapiestudien zur Absicherung dieser Methoden und zu ihrer Weiterentwicklung dringend geboten sind. Im deutschen Sprachraum wurden vor allem zwei Psychotherapieverfahren empirisch geprüft – das Aufmerksamkeitstraining von Lauth und Schlottke (1999) und das Therapieprogramm für Kinder mit hyperkinetischem und oppositionellem Problemverhalten (THOP) (Döpfner et al., 2002 c). Im angloamerikanischen Sprachraum wurden in letzter Zeit vor allem eltern-, kindergarten- und schulzentrierte Ansätze (wie sie vor allem im THOP eingesetzt werden) weiter verfolgt und ihre Wirksamkeit wurde in mehreren Studien nachgewiesen (z. B. in der MTA-Study), während Selbstinstruktionsprogramme aufgrund empirischer Studien mittlerweile als wenig hilfreich eingeschätzt werden (vgl. American Academy of Child and Adolescent Psychiatry, 1997). Die meisten Programme wurden jedoch mit Kindern im Grundschulalter durchgeführt, für das Jugendalter liegen kaum empirisch bewährte Programme vor.

Patienten- und Therapeuten-Informationssysteme (Videos, Internetplattformen, Datenbanken, Hotlines und Call-Center). Solche Systeme sollen evidenzbasierte und verständliche Informationen Patienten und ihren Eltern vermitteln, aber auch Therapeuten, Erzieher und Lehrer mit spezifischen Informationen versorgen. Auch hier betreten wir für den Bereich der psychischen Störungen nahezu völliges Neuland. Doch scheint die Zeit und die Technik reif, diese Wege zu beschreiten.

Fortbildungen für Therapeuten, Erzieher, Lehrer und Mitarbeiter der Jugendhilfe. Sie vermitteln evidenzbasierte Diagnostik-, Präventions-, Therapie- und Interventionsprogramme.

Evidenzbasierte Angebote von Eltern- und Selbsthilfegruppen. Eltern- und Selbsthilfegruppen[2] stellen eine wichtige, nicht zu unterschätzende Komponente in einem umfassenden Gesundheitsmanagement für Kinder und Jugendliche mit ADHS dar. Sie können wesentliche Inhalte evidenzbasierter diagnostischer, pädagogischer und therapeutischer Strategien vermitteln. Wichtig ist, dass solche Gruppen sich vor ideologischer Einseitigkeit hüten, was den meisten auf Bundesebene organisierten Verbänden gerade in den letzten Jahren erfreulicherweise gelungen ist. Der Entwurf eines Gesamtkonzeptes für ein integriertes Gesundheitsmanagement für Kinder, Jugendliche und Erwachsene mit ADHS mag noch sehr lückenhaft sein, er soll jedoch darauf hinweisen, dass eine Vernetzung von Anstrengungen auf verschiedenen Ebenen notwendig ist, und dass dafür sehr konkrete Konzepte[3] ausgearbeitet werden können, die nicht nur Lippenbekenntnisse bleiben müssen. In diesem Sinne bitten wir die Leser, die Beiträge dieses Themenheftes auch als Bausteine eines umfassenden Gesundheitsmanagements zu betrachten.

Das zentrale ADHS-Netz

Seit Anfang 2006 ist ein zentrales ADHS-Netz (www.zentrales-adhs-netz.de) im Aufbau, dessen Aktivitäten an der Kölner Klinik für Kinder- und Jugendpsychiatrie und -psychotherapie koordiniert werden und das vom Bundesministerium für Gesundheit unterstützt wird. Ziel dieses zentralen Netzes ist es, die Realisierung der genannten Aspekte dieses Gesamtkonzeptes zu unterstützen. Dazu wird eine Internet-Plattform aufgebaut und die Entwicklung regionaler ADHS-Netze soll unterstützt werden. Es ist zu hoffen, dass dieses Netz einen wichtigen Beitrag zur Verbesserung der interdisziplinären Versorgung von Kindern, Jugendlichen und Erwachsenen mit ADHS leisten kann.

---

[2] z.B. Bundesvereinigung SeHT e.V., s. Seite 126 (Internet: www.seht.de)
z.B. BVAD, s. Seite 132

[3] Bericht Herrmann, s. Seite 91

Literatur

American Academy of Child and Adolescent Psychiatry (1997). Practice parameters for the assessment and treatment of children, adolescents and adults with attention-deficit/hyperactivity disorder. *Journal of the American Academy of Child and Adolescent Psychiatry, 36,* 85-121.

Angold, A., Erkanli, A., Egger, H. L. & Costello, E. J. (2000). Stimulant treatment for Children: A Community Perspective. *Journal of the American Academy of Child and Adolescent Psychiatry, 39,* 975-984.

Baumgärtel, A., Wolraich, M. & Dietrich, M. (1995). Comparison of diagnostic criteria for attention deficit disorders in a German elementary school sample. *Journal of the American Academy of Child and Adolescent Psychiatry, 34,* 629-638.

Brühl, B., Döpfner, M. & Lehmkuhl, G. (2000). Der Fremdbeurteilungsbogen für hyperkinetische Störungen (FBB-HKS) – Prävalenz hyperkinetischer Störungen im Elternurteil und psychometrische Kriterien. *Kindheit und Entwicklung, 9,* 116-126.

Conners, C. K., Epstein, J. N., March, J. S., Angold, A., Wells, K. C., Klaric, J., Swanson, J. M., Arnold, L. E., Abikoff, H. B., Elliot, G. R., Greenhill, L. L., Hechtmann, L., Hinshaw, S. P., Hoza, B., Jensen, P. S., Kraemer, H. C., Newcorn, J. H., Pelham, W. E., Severe, J. B., Vitiello, B. & Wigal, T. (2001). Multimodal treatment of ADHD in the MTA: an alternative outcome analysis. *Journal of the American Academy of Child and Adolescent Psychiatry, 40,* 159-167.

Deutsche Gesellschaft für Kinder- und Jugendpsychiatrie und Psychotherapie, Berufsverband der Ärzte für Kinder- und Jugendpsychiatrie und Psychotherapie in Deutschland, Bundesarbeitsgemeinschaft der leitenden Klinikärzte für Kinder- und Jugendpsychiatrie und Psychotherapie (2000). Leitlinien zur Diagnostik und Therapie von psychischen Störungen im Säuglings-, Kindes- und Jugendalter. Köln: Deutscher Ärzte Verlag.

Döpfner, M. (2000). Hyperkinetische Störungen. In F. Petermann (Hrsg.), *Lehrbuch der Klinischen Kinderpsychologie und -psychotherapie.* (4., vollst. überarb. u. erw. Aufl.; S. 153-189). Göttingen: Hogrefe.

Döpfner, M., Breuer, D., Schürmann, S., Wolff Metternich, T., Rademacher, C., & Lehmkuhl, G. (2004). Effectiveness of an adaptive multimodal treatment in children with Attention Deficit Hyperactivity Disorder – global outcome. European Child & Adolescent Psychiatry, 13, supplement 1, I/117 - I/129.

Döpfner, M., Lehmkuhl, G., & Steinhausen, H. C. (2006). Kinder-Diagnostik-System (KIDS), Band 1: Aufmerksamkeitsdefizit- und Hyperaktivitätsstörungen (ADHS). Göttingen: Hogrefe

Döpfner, M., Frölich, J. & Lehmkuhl, G. (2000a). Hyperkinetische Störungen. Leitfaden Kinderund Jugendpsychotherapie. (Bd. 1). Göttingen: Hogrefe.

Döpfner, M., Frölich, J. & Lehmkuhl, G. (2000d). Ratgeber Hyperkinetische Störungen. Informationen für Betroffene, Eltern, Lehrer und Erzieher. Ratgeber Kinder- und Jugendpsychotherapie. (Bd. 1) Göttingen: Hogrefe.

Döpfner, M. & Lehmkuhl, G. (2000). Diagnostik-System für Psychische Störungen im Kindes- und Jugendalter nach ICD-10 und DSM-IV (DISYPS-KJ). (2., korr. u. erg. Aufl.). Bern: Huber.

Döpfner, M., Lehmkuhl, G., Heubrock, D. & Petermann, F. (2000b). Diagnostik psychischer Störungen im Kindes- und Jugendalter. Leitfaden Kinder- und Jugendpsychotherapie. (Bd. 2). Göttingen: Hogrefe.

Döpfner, M., Lehmkuhl, G., Heubrock, D. & Petermann, F. (2000e). Ratgeber Psychische Auffälligkeiten bei Kindern und Jugendlichen. Informationen für Betroffene, Eltern, Lehrer und Erzieher. Ratgeber Kinder- und Jugendpsychotherapie (Bd. 2) Göttingen: Hogrefe.

Döpfner, M., Schürmann, S. & Frölich, J. (2002b). Therapieprogramm für Kinder mit hyperkinetischem und oppositionellem Problemverhalten (THOP). (3., erw. Aufl.). Weinheim: Psychologie Verlags Union.

Döpfner, M., Schürmann, S., & Lehmkuhl, G. (2006). Wackelpeter & Trotzkopf. Hilfen für Eltern bei hyperkinetischem und oppositionellem Verhalten (3. überarb. ed.). Weinheim: Beltz, Psychologie Verlags Union

Döpfner, M., Wolff Metternich, T., Berner, W., Englert, E., Lenz, K., Lehmkuhl, U., Lehmkuhl, G., Poustka, F. & Steinhausen, H. C. (1997). Die psychopathologische Beurteilung von Kindern und Jugendlichen in vier kinder- und jugendpsychiatrischen Inanspruchnahmestichproben – eine multizentrische Studie. *Praxis der Kinderpsychologie und Kinderpsychiatrie, 46,* 548-565.

Hanisch, C., Plück, J., Meyer, N., Brix, G., Freund-Braier, I., Hautmann, C., et al. (2006). Kurzzeiteffekte des indizierten Präventionsprogramms für Expansives Problemverhalten (PEP) auf das elterliche Erziehungsverhalten und auf das kindliche Problemverhalten Zeitschrift für Klinische Psychologie und Psychotherapie, 35(2), 117-126.

Lauterbach, K. W. & Stock, S. (2001). : Reform des Risikostrukturausgleichs. Disease Management wird aktiviert. *Deutsches Ärzteblatt, 98,* 1935-1937.

Lauth, G. W. & Schlottke, P. F. (1999). Training mit aufmerksamkeitsgestörten Kindern. Diagnostik und Therapie (4., korr. Aufl.). Weinheim: Psychologie Verlags Union.

MTA Cooperative Group (1999a). A 14-month randomized clinical trial of treatment strategies for attention-deficit/hyperactivity disorder. *Archives of General Psychiatry, 56,* 1073-1086.

MTA Cooperative Group (1999b). Moderators and Mediators of treatment response for children with attention-deficit/hyperactivity disorder. *Archives of General Psychiatry, 56,* 1088-1096.

Pelham, W. E. (1999). The NIMH multimodal treatment study for attention-deficit hyperactivity disorder: just say yes to drugs alone? *Canadian Journal of Psychiatry, 44,* 981-990.

Petermann, F., Döpfner, M. & Schmidt, M. H. (2001a). Aggressiv-dissoziale Störungen. Leitfaden Kinder- und Jugendpsychotherapie. (Bd. 3) Göttingen: Hogrefe.

Petermann, F., Döpfner, M. & Schmidt, M. H. (2001b). Ratgeber Aggressives Verhalten. Informationen für Betroffene, Eltern, Lehrer und Erzieher. Ratgeber Kinder- und Jugendpsychotherapie. (Bd. 3) Göttingen: Hogrefe.

Plück, J., Wieczorrek, E., Wolff Metternich, T., & Döpfner, M. (2006). Präventionsprogramm für Expansives Problemverhalten (PEP). Ein Manual für Eltern- und Erziehergruppen. Göttingen: Hogrefe.

Schubert, I., Lehmkuhl, G., Spengler, A., Döpfner, M. & von Ferber, L. (2001). Methylphenidat bei hyperkinetischen Störungen. *Deutsches Ärzteblatt, 98,* 541-544.

Swanson, J. M., Kraemer, H. C., Hinshaw, S. P., Arnold, L. E., Conners, C. K., Abikoff, H. B., Clevenger, W., Davies, M., Elliott, G. R., Greenhill, L. L., Hechtman, L., Hoza, B., Jensen, P. S., March, J. S., Newcorn, J. H.,

Owens, E. B., Pelham, W. E., Schiller, E., Severe, J. B., Simpson, S., Vitiello, B., Wells, K., Wigal, T. & Wu, M. (2001). Clinical relevance of the primary findings of the MTA: success rates based on severity of ADHD and ODD symptoms at the END of treatment. *Journal of the American Academy of Child and Adolescent Psychiatry, 40,* 168-179.

Taylor, E. (1999). Development of clinical services for Attention-Deficit/ Hyperactivity Disorder. *Archives of General Psychiatry, 56,* 1097-1099.

Taylor, E., M. Döpfner, et al. (2004). "Clinical guidelines for hyperkinetic disorder – first upgrade." European Child & Adolescent Psychiatry 13, supplement 1: I/7 - I/30.

Vitiello, B., Severe, J. B., Greenhill, L. L., Arnold, L. E., Abikoff, H. B., Bukstein, O. G., Elliott, G. R., Hechtman, L., Jensen, P. S., Hinshaw, S. P., March, J. S., Newcorn, J. H., Swanson, J. M. & Cantwell, D. P. (2001). Methylphenidate dosage for children with ADHD over time under controlled conditions: lessons from the MTA. *Journal of the American Academy of Child and Adolescent Psychiatry, 40,* 188-196.

Wolraich, M. L., Hannah, J. N., Pinnock, T. Y., Baumgärtel, A. & Brown, J. (1996). Comparison of diagnostic criteria for Attention-Deficit Hyperactivity Disorder in a county-wide sample. *Journal of the American Academy of Child and Adolescent Psychiatry, 35,* 319-324.

Anschrift

Manfred Döpfner, Prof. Dr.,
Universität zu Köln, Klinik und Poliklinik
für Psychiatrie und Psychotherapie des Kindes- und Jugendalters
Robert-Koch-Straße 10, 50931 Köln

Gerd Lehmkuhl, Prof. Dr.,
Universität zu Köln, Klinik und Poliklinik
für Psychiatrie und Psychotherapie des Kindes- und Jugendalters
Robert-Koch-Straße 10, 50931 Köln

Kombilohn kann Jugendliche in Arbeit bringen

Raimund Frings

Hilfen oder Hürden? Bei der Podiumsdiskussion werden die Sozialreformen kontrovers diskutiert.

Die Politiker haben offensichtlich vor der Podiumsdiskussion gekniffen. Bis auf eine rühmliche Ausnahme: Siegburgs frisch gewählte CDU-Bundestagsabgeordnete Elisabeth Winkelmeyer-Becker stellt sich dem kritisch nachfragenden Fachtagungs-Publikum. Und fasst gleich ein heißes Eisen an: Um Jugendliche in den Arbeitsmarkt einzugliedern, regt sie die Einführung des viel diskutierten Kombilohns an. „Da gibt es für Arbeit auch richtigen Lohn", so die 43-Jährige. Der Anteil an Transferleistung werde von den Betroffenen dann sicher nicht mehr nur als Almosen begriffen.

Sofort schließen sich zwei weitere Teilnehmer auf dem Podium dankbar dieser Anregung an: Sowohl Dr. Roman Nitsch, Abteilungsleiter beim Caritasverband Mannheim, als auch Dr. Walter Herrmann, Bundesvorsitzender der Selbsthilfevereinigung SeHT, sehen in dieser Maßnahme eine gute Möglichkeit, dem Anstieg an arbeitslosen jungen Erwachsenen Paroli zu bieten. „Da könnte die große Koalition wirklich einen großen Hebel ansetzen", erhofft sich Herrmann von der neuen Regierung kräftigen Aufwind. Gerade die Situation von jungen Frauen und Männern, die von Teilleistungsschwächen betroffen sind und in den Beruf drängen, habe sich in den letzten Jahren deutlich verschärft, ergänzt Roman Nitsch.

Ebenfalls im Fokus der Kritik des Publikums: Das 2005 in Bundestag und Bundesrat verabschiedete Gesetz zur Weiterentwicklung der Kinder- und Jugendhilfe. Roman Nitsch sieht vor allem bei den stationären und teilstationären Maßnahmen die Eltern in der Pflicht. Sie werden, so der Diplom-Psychologe, in Zukunft viel stärker als bisher bei den Kosten herangezogen. Dr. Edgar Friederichs, Arzt für Kinder- und Jugendmedizin aus Heiligenstadt, befürchtet durch die Neufassung des KJHG eine steigende Überforderung von Eltern aber auch von Ärzten beim dornigen Weg durch den Paragrafen-Dschungel.

Die exponierte Stellung des Jugendamts als Entscheidungsträger für die Bewilligung von Fördermaßnahmen bewertet er kritisch. „Wir Ärzte müssen in Zukunft auch darin den Eltern Hilfestellungen geben“, sieht er auf seine Berufsgruppe neue Herausforderungen zukommen. „Das Versteckspiel geht weiter“, findet Walter Herrmann deutliche Worte zur Gesetzesnovelle. Auch wenn die Steuerungsverantwortung bei der Jugendhilfe liege, müsse sie doch weiterhin hinter Leistungsträgern wie Schule und Krankenkassen zurücktreten.

Munter zeigt sich das Publikum gerade bei dieser Fragestellung: Ein Teilnehmer gibt seinem Erstaunen Ausdruck, warum einzelne, manchmal sogar benachbarte Kommunen in der Frage bei der Ergreifung von Fördermaßnahmen für Kinder und Jugendliche zu sehr unterschiedlichen Entscheidungen kommen. Andere Zuhörer äußern Beobachtungen zu ähnlichen Missständen. Das Kompetenzgeflecht von Jugendamt, Sozialamt, Arbeitsagenturen und Krankenkassen sei gerade im Bereich der Betreuung von Jugendlichen noch weit von funktionierender Kooperation entfernt.

Einsichtig folgert Elisabeth Winkelmeyer-Becker daraus die Anforderung an eigene Parlamentsarbeit: Durch die Föderalismusreform hofft sie bald auf klarere Strukturen und damit gefüllte Budgets für die Kommunen, was letztendlich den Betroffenen zu Gute kommen werde. „Den Königsweg kennen wir aber alle nicht, sonst hätten wir ihn längst beschritten“, räumt sie ein. Jeder Einzelfall müsse aber gerecht beurteilt werden können. „Den Entscheidungen von Fachleuten sollen wir dabei vertrauen können.“ Dass die Arbeit von Familien weiterhin unbedingt gestützt werden müsse, dafür werde die Politik der neuen Ministerin Ursula von der Leyen stehen.

Sozialreformen: Hilfen oder Hürden?

Roman Nitsch

1. Politische Zielrichtung der aktuellen Reformen

Sozialreformen auf Bundesebene werden durch Neufassungen des Sozialgesetzbuches (SGB) vollzogen. In den letzten Jahren änderten sich wesentliche Teile des Sozialgesetzbuches in rascher Folge. Der Reformeifer der vorigen Bundesregierung im Hinblick auf das SGB erreichte 2005 seinen Höhe- und Schlusspunkt. Mit Beginn dieses Jahres wurde in Deutschland durch die sogenannte „Hartz IV Reform" (Neufassung von SGB II und SGB XII) eine gravierende Veränderung des sozialen Sicherungssystems für erwerbslose und materiell hilfebedürftige Menschen wirksam. Sie ergänzt die unter „Hartz I bis III" (Reform SGB III) in den Vorjahren beschlossenen arbeitsmarktpolitischen Gesetze und schließt sich an andere Veränderungen des Sozialrechts an, die als „Gesundheitsreform" (SGB V) und „Rentenreform" (SGB VI) bekannt sind. Ebenfalls zu Beginn des Jahres 2005 trat mit dem „Tagesbetreuungsausbaugesetz", kurz „TAG" genannt, eine Überarbeitung des Kinder- und Jugendhilfegesetzes (SGB VIII) in Kraft. Überraschend nahm dann Mitte 2005 das „Kinder- und Jugendhilfeweiterentwicklungsgesetz", kurz „KICK", die gesetzgeberischen Hürden, wodurch zum 1. Oktober 2005 nochmals eine Reform des SGB VIII erfolgte. Die neue Bundesregierung wird diese Reformen nicht rückgängig machen, sondern wird daran anknüpfen.

Welche politische Absicht steckt hinter diesen Veränderungen? Generell werden diese Sozialreformen damit begründet, dass unsere sozialen Sicherungssysteme „zukunftsfähig" gemacht werden, d.h. dem sich wandelnden demographischen Aufbau unserer Gesellschaft und den Bedingungen des globalen Wettbewerbs angepasst werden sollen. Das bedeutet leider, dass mit fast allen diesen Veränderungen auch Kostendeckelungen bzw. Kostensenkungen für die Sozialleistungsträger angestrebt werden, was natürlich Leistungseinbußen für die betroffenen Menschen mit sich bringt. Deshalb stehen viele Menschen mittlerweile dem Wort Reform sehr kritisch gegenüber und verbinden damit hauptsächlich Sozialabbau. Erklärte Absicht des Gesetzgebers war aber auch, die Erwerbsarbeit zu fördern und die Arbeitslosigkeit abzubauen, sei es indirekt durch die

Senkung der Lohnnebenkosten (Sozialversicherungsbeiträge, SGB V, VI) und den Aufbau zusätzlicher Kinderbetreuungsangebote (TAG, SGB VIII), sei es direkt durch arbeitsmarktpolitische Instrumentarien (SGB II, III). Das ist zunächst einmal positiv. Aber für Menschen, die in ihrer Leistungsfähigkeit eingeschränkt sind und schlechte Chancen auf dem Arbeitsmarkt haben, kann sich daraus ein Problem ergeben: Sie müssen die Nachteile eingeschränkter Sozialleistungen in Kauf nehmen, profitieren aber nicht ohne Weiteres von der Förderung der Erwerbsarbeit, wenn es für sie geeignete Arbeitsplätze kaum noch gibt.

Es lohnt sich deshalb, genau hinzuschauen, was sich im Einzelnen verändert hat und welche Konsequenzen das für junge Menschen mit Teilleistungsschwächen und ihre Familien haben kann. Im Blickpunkt der Betrachtungen sollen hier die aktuellsten Veränderungen stehen: Zunächst die Änderungen im Kinder- und Jugendhilferecht durch das KICK (SGB VIII), die auch schon für jüngere Kinder und ihre Familien relevant sind, dann das SGB II, das junge und ältere Menschen betrifft, die vor den Aufgaben stehen, beruflich Fuß zu fassen und den Lebensunterhalt zu sichern.

2. Leistungen der Kinder- und Jugendhilfe und die Reform durch KICK

Nicht alle Veränderungen durch das Kinder- und Jugendhilfeweiterentwicklungsgesetz (KICK) sollen an dieser Stelle betrachtet werden, sondern nur diejenigen, die für unsere Fragestellung bedeutsam sind: Das sind Änderungen im Zugang zu Leistungen der Jugendhilfe und in der Frage der Kostenbeteiligung.

Zunächst einmal hat sich an der grundlegenden Zielsetzung des 1991 in Kraft gesetzten Kinder- und Jugendhilfegesetzes durch die Reform nichts geändert. Die Jugendhilfe soll Eltern in ihrer Erziehungsaufgabe und Kinder in ihrer Entwicklung unterstützen durch Beratung und andere Hilfen. Sie soll nicht erst dann eingreifend tätig werden, wenn das Wohl des Kindes schon gefährdet ist (Das allerdings auch!). Das Gesetz ist die Arbeitsgrundlage für die Jugendämter, aber auch für alle Einrichtungen der Jugendhilfe (vom Kindergarten bis zum Kinder- und Jugendheim).

Wichtig für teilleistungsschwache junge Menschen ist, dass der Gesetzgeber die Verpflichtung der Jugendhilfe zur besonderen Hilfe für Benachteiligte sehr hoch hängt. Es heißt bereits in § 1 (3): *„Jugendhilfe soll ... insbesondere junge Menschen in ihrer individuellen und sozialen Entwicklung fördern und dazu beitragen, Benachteiligungen zu vermeiden oder abzubauen.“*

Die Aufgaben der Jugendhilfe gliedern sich nach dem Gesetz in „Leistungen“ und in „andere Aufgaben“. Die „anderen Aufgaben“ interessieren uns an dieser Stelle weniger, weil in ihnen vor allem das staatliche Wächteramt zum Schutz des Kindeswohls gesetzlich gefasst wird. Für uns relevant sind die „Leistungen“, die der Unterstützung von Kindern und ihren Familien dienen sollen. Der Leistungskatalog des KJHG umfasst:

- *Angebote der Jugendarbeit, **der Jugendsozialarbeit** und des erzieherischen Kinder- und Jugendschutzes (§§ 11 bis 14),*
- *Angebote zur Förderung der Erziehung in der Familie (§§ 16 bis 21),*
- *Angebote zur Förderung von Kindern in Tageseinrichtungen und in der Tagespflege (§§ 22 bis 25),*
- ***Hilfe zur Erziehung und ergänzende Leistungen** (§§ 27 bis 35, 36,37,39,40),*
- ***Hilfe für seelisch behinderte Kinder und Jugendliche und ergänzende Leistungen** (§§ 35a bis 37,39,40),*
- ***Hilfe für junge Volljährige und Nachbetreuung** (§ 41).*

Hervorgehoben sind die Leistungen, die für Kinder mit Teilleistungsschwächen von spezieller Bedeutung sind. An erster Stelle ist dabei der § 35a zu nennen, den der Gesetzgeber nachträglich 1993 in das KJHG eingefügt hat. Wichtig ist, dass diese Hilfen zur Eingliederung nach § 35a in jeder Altersstufe erfolgen können: als heilpädagogische Hilfen im Kindergartenalter genauso wie zum erfolgreichen Schulbesuch und zur Eingliederung ins Arbeitsleben. Es handelt sich auch nicht um eine „Kann“- oder „Soll“- Bestimmung, sondern um einen im Zweifelsfall einklagbaren Anspruch, der unabhängig von der Kassenlage des jeweiligen Jugendamts besteht, sofern die Anspruchsvoraussetzungen gegeben sind. In den vergangenen zehn Jahren kam es zu einem starken Anstieg entsprechender Bewilligungen, nicht zuletzt für Kinder und Jugendliche mit Teilleistungsschwächen und mit ADHS. In der Gegenreaktion gab es einige politische Vorstöße, diese Hilfen aus dem Jugendhilferecht wieder herauszunehmen;

so zuletzt im Dezember 2004 mit dem vom Bundesrat beschlossenen Entwurf zu einem Kommunalen Entlastungsgesetz (KEG), das allerdings im Bundestag scheiterte. Das dann verabschiedete KICK beließ den § 35a im SGB VIII, nahm jedoch einige Präzisierungen vor. Vor allem wurde in den § 35a ein Absatz 1a eingefügt, der festlegt, dass das Jugendamt vor der Gewährung der Hilfe die Stellungnahme eines Facharztes oder Psychotherapeuten einzuholen hat, der dann aber nicht selbst die Hilfe erbringen soll, um Interessenkollisionen auszuschließen.

Wenn gleichzeitig Bedarf an einer Hilfe zur Erziehung nach §§ 27 ff vorliegt, so soll diese Hilfe im Verbund mit der erforderlichen Eingliederungshilfe erbracht werden. Hilfe zur Erziehung heißt (§ 27):
(1) Ein Personensorgeberechtigter hat bei der Erziehung eines Kindes oder eines Jugendlichen Anspruch auf Hilfe (Hilfe zur Erziehung), wenn eine dem Wohl des Kindes oder des Jugendlichen entsprechende Erziehung nicht gewährleistet ist und die Hilfe für seine Entwicklung geeignet und notwendig ist.
Die Begründung für die Hilfe ist also hier die Überforderung der Eltern mit der Erziehungsaufgabe; dementsprechend haben sie den Anspruch auf Hilfe. Bei § 35a liegt dagegen der Grund in einer Eigenschaft des Kindes, nämlich der seelischen Behinderung, und dementsprechend hat dort das Kind den Anspruch auf Hilfe. In der Praxis ist es schwer, beides auseinander zu halten, gerade wenn man z.B. an Kinder und Jugendliche denkt, die von ADHS betroffen sind. Aufgrund des Störungsbildes geraten hier Eltern rasch an die Grenzen ihrer Erziehungskompetenz und die Probleme von Kind und Eltern verstärken sich gegenseitig. Letztlich ist es dann aber auch gleichgültig, ob die Hilfe nach § 27 oder nach § 35a erbracht wird. Wichtig ist aber: Wenn z.B. eine spezielle Einrichtung für das Kind in Anspruch genommen werden muss, dann ist darauf zu achten, dass diese Einrichtung nicht nur die Eltern in ihrer Erziehungsfunktion unterstützen kann, sondern auch über die notwendige heilpädagogische Kompetenz verfügt, um mit der drohenden oder vorhandenen seelischen Behinderung des Kindes adäquat umgehen zu können. Insofern kann es relevant sein, feststellen zu lassen, dass die Voraussetzungen nach § 35a vorliegen.

Wie diese Feststellung zustande kommt, dazu gab es zunächst keine nähere Festlegung. In § 36 war allerdings bestimmt:
(3) Erscheinen Hilfen nach § 35a erforderlich, so soll bei der Aufstellung

und Durchführung der Hilfe ein Arzt, der über besondere Erfahrungen in der Hilfe für Behinderte verfügt, beteiligt werden. Erscheinen Maßnahmen der beruflichen Eingliederung erforderlich, so sollen auch die Stellen der Bundesanstalt für Arbeit beteiligt werden.

Hier hat der Gesetzgeber im Rahmen des Kinder- und Jugendhilfeweiterentwicklungsgesetzes KICK 2005 eine Spezifizierung vorgenommen, indem in den § 35a ein zusätzlicher Absatz (1a) aufgenommen wurde:

(1a) Hinsichtlich der Abweichung der seelischen Gesundheit ... hat der Träger der öffentlichen Jugendhilfe die Stellungnahme

1. *eines Arztes für Kinder- und Jugendpsychiatrie und -psychotherapie,*
2. *eines Kinder- und Jugendpsychotherapeuten oder*
3. *eines Arztes oder eines psychologischen Psychotherapeuten, der über besondere Erfahrungen auf dem Gebiet seelischer Störungen bei Kindern und Jugendlichen verfügt,*

einzuholen. Die Stellungnahme ist auf der Grundlage der Internationalen Klassifikation der Krankheiten in der vom Deutschen Institut für medizinische Dokumentation und Information herausgegebenen deutschen Fassung zu erstellen. Dabei ist auch darzulegen, ob die Abweichung Krankheitswert hat oder auf einer Krankheit beruht. Die Hilfe soll nicht von der Person oder dem Dienst oder der Einrichtung, der die Person angehört, die die Stellungnahme abgibt, erbracht werden.

Analog wurde § 36 (Hilfeplan) dahingehend geändert, dass nicht in jedem Fall ein Arzt, sondern die Person, die die Stellungnahme nach § 35a (1a) abgegeben hat, bei der Hilfeplanung mitwirkt. Denn eine Hilfeplanung ist Voraussetzung der Hilfegewährung:

§ 36 (2) Die Entscheidung über die im Einzelfall angezeigte Hilfeart soll, wenn Hilfe voraussichtlich über längere Zeit zu leisten ist, im Zusammenwirken mehrerer Fachkräfte getroffen werden. Als Grundlage für die Ausgestaltung der Hilfe sollen sie zusammen mit dem Personensorgeberechtigten und dem Kind oder dem Jugendlichen einen Hilfeplan aufstellen, der Feststellungen über den Bedarf, die zu gewährende Art der Hilfe sowie die notwendigen Leistungen enthält; sie sollen regelmäßig prüfen, ob die gewählte Hilfeart weiterhin geeignet und notwendig ist. Werden bei der Durchführung der Hilfe andere Personen, Dienste oder Einrichtungen tätig, so sind sie oder deren Mitarbeiter an der Aufstellung des Hilfeplans und seiner Überprüfung zu beteiligen.

Das Gesetz sieht also umfassende Mitwirkungsrechte der Betroffenen vor; die Hilfeentscheidung ist keine einsame Entscheidung des Jugendamts. Auch diejenigen, die die Hilfe praktisch leisten, sind an der Hilfeplanung zu beteiligen. Dies kann für Eltern z.B. deshalb wichtig sein, weil diese Personen einerseits für sie oft wichtige Vertrauenspersonen sind und andererseits mehr Routine im Umgang mit Hilfeplanung und Amtsentscheidungen haben.

Wichtig für Eltern wie für Jugendliche ist, dass sie bei der Ausgestaltung der Hilfe ein gesetzlich verbrieftes „Wunsch- und Wahlrecht" haben, das sogar an besonders hervorgehobener Stelle gleich bei den Eingangsparagraphen des KJHG formuliert ist. Der Gesetzgeber wollte damit verdeutlichen, dass Eltern und Kinder kein Objekt staatlichen Handelns sind, sondern sie bei der Verwirklichung ihrer eigenen Vorstellungen von der Jugendhilfe unterstützt werden sollen. In der Praxis kann dieses Recht natürlich nur zum Tragen kommen, wenn es vor Ort auch tatsächlich verschiedene Leistungsanbieter gibt, unter denen Eltern wählen können; dies ist gerade im ländlichen Raum sicher oft nicht gegeben:
§ 5 Die Leistungsberechtigten haben das Recht, zwischen Einrichtungen und Diensten verschiedener Träger zu wählen und Wünsche hinsichtlich der Gestaltung der Hilfe zu äußern. Der Wahl und den Wünschen soll entsprochen werden, sofern dies nicht mit unverhältnismäßigen Mehrkosten verbunden ist. Die Leistungsberechtigten sind auf dieses Recht hinzuweisen.
Allerdings wurde bei der Gesetzesnovellierung durch KICK mit einem neuen § 36a eine ausführliche Klarstellung dahingehend vorgenommen, dass der öffentliche Jugendhilfeträger die Kosten der Hilfe nur dann trägt, wenn er zuvor darüber entschieden hat. Einzige Ausnahme sind ambulante Hilfen in der Art der Erziehungsberatung. Ansonsten ist die sog. „Selbstbeschaffung" durch die Betroffenen zwar nicht ganz ausgeschlossen; sie ist aber an enge Bedingungen gebunden, im wesentlichen daran, dass die Hilfe keinen Aufschub geduldet hat. Dies kann für Eltern dann ein Ausweg sein, wenn sich das Amt mit seiner Entscheidung unverantwortlich lange Zeit lässt oder der meistens langwierige Rechtsweg beschritten werden muss, so dass zu befürchten ist, dass für die Förderung des Kindes wertvolle Zeit versäumt wird. Allerdings müssen sich Eltern darüber im Klaren sein, dass sie das Risiko eingehen, letztlich auf den Kosten sitzen zu bleiben, nämlich dann, wenn das Amt bzw. das Gericht zu dem Schluss

kommen, dass die Voraussetzungen für die Gewährung der Hilfe nicht vorlagen.

§ 36a Steuerungsverantwortung, Selbstbeschaffung

(1) Der Träger der öffentlichen Jugendhilfe trägt die Kosten der Hilfe grundsätzlich nur dann, wenn sie auf der Grundlage seiner Entscheidung nach Maßgabe des Hilfeplans unter Beachtung des Wunsch- und Wahlrechts erbracht wird ...

(2) Abweichend von Absatz 1 soll der Träger der öffentlichen Jugendhilfe die niedrigschwellige unmittelbare Inanspruchnahme von ambulanten Hilfen, insbesondere der Erziehungsberatung, zulassen. ...

(3) Werden Hilfen abweichend von Absatz 1 und 2 vom Leistungsberechtigten selbst beschafft, so ist der Träger der öffentlichen Jugendhilfe zur Übernahme der erforderlichen Aufwendungen nur verpflichtet, wenn

1. *der Leistungsberechtigte den Träger der öffentlichen Jugendhilfe vor der Selbstbeschaffung über den Hilfebedarf in Kenntnis gesetzt hat,*
2. *die Voraussetzungen für die Gewährung der Hilfe vorlagen und*
3. *die Deckung des Bedarfs*
   a. *bis zu einer Entscheidung des Trägers der öffentlichen Jugendhilfe über die Gewährung der Leistung oder*
   b. *bis zu einer Entscheidung über ein Rechtsmittel nach einer zu Unrecht abgelehnten Leistung keinen zeitlichen Aufschub geduldet hat.*

War es dem Leistungsberechtigten unmöglich, den Träger der öffentlichen Jugendhilfe rechtzeitig über den Hilfebedarf in Kenntnis zu setzen, so hat er dies unverzüglich nach Wegfall des Hinderungsgrundes nachzuholen.

Der letztgenannte Fall kann allenfalls auftreten, wenn eine Hilfe in den Nachtstunden oder am Wochenende unmittelbar einsetzen muss und das zuständige Jugendamt – wie es die Regel ist – keinen Bereitschaftsdienst hat. Als Hilfe kommt hier eigentlich nur die Notaufnahmegruppe einer Erziehungshilfeeinrichtung in Frage, eventuell auch ein ambulanter Kriseninterventionsdienst.

Der Gesetzgeber hat relativ umfangreiche Ergänzungen bei den §§ 35a und 36/36a vorgenommen, weil von Kommunen und Ländern auf Bundesebene beklagt wurde, dass es nach der Einführung des § 35a eine rapide Zunahme entsprechender Hilfeersuchen und in der Folge auch gewährter Hilfen gab. Eltern haben vielfach auch auf dem Rechtsweg erfolgreich die

Hilfe eingeklagt. Die Masse dieser Hilfen betraf dabei Hilfen bei umschriebenen Teilleistungsstörungen, insbesondere Legasthenie; aber auch Eingliederungshilfen bei ADHS haben stark zugenommen. Der Bundesgesetzgeber hat aber dem Druck widerstanden, die Leistungsansprüche im Zuge der Gesetzesnovellierung einzuschränken. Die vorgenommene Klarstellung über den Weg zur Hilfe entspricht weitgehend der gängigen Praxis.

Nichts Entscheidendes geändert hat der Gesetzgeber auch am § 41, der die Hilfe für junge Volljährige regelt. § 41 definiert keine eigenständige neue Hilfe, sondern bestimmt lediglich, dass alle Erziehungshilfen, wie auch die Eingliederungshilfe für seelisch Behinderte und von Behinderung Bedrohte, bei Bedarf über das 18. Lebensjahr hinaus gewährt werden sollen. („Sollen" heißt, dass die Hilfe nicht ohne gerichtlich nachprüfbare Begründung versagt werden darf.)

§ 41 Hilfe für junge Volljährige, Nachbetreuung

(1) Einem jungen Volljährigen soll Hilfe für die Persönlichkeitsentwicklung und zu einer eigenverantwortlichen Lebensführung gewährt werden, wenn und solange die Hilfe auf Grund der individuellen Situation des jungen Menschen notwendig ist. Die Hilfe wird in der Regel nur bis zur Vollendung des 21. Lebensjahres gewährt; in begründeten Einzelfällen soll sie für einen begrenzten Zeitraum darüber hinaus fortgesetzt werden.

(2) Der junge Volljährige soll auch nach Beendigung der Hilfe bei der Verselbständigung im notwendigen Umfang beraten und unterstützt werden.

Auch die Hilfe für diese jungen Erwachsenen ist unter Kostengesichtspunkten in die Kritik geraten und es gab politische Bestrebungen sowie Gesetzesinitiativen, die diesen Leistungsanspruch streichen wollten. Gerade im Hinblick auf junge Menschen mit Teilleistungsschwächen, die längere Zeit für ihre Entwicklung und Reifung brauchen als andere, ist es sehr zu begrüßen, dass hier keine Einschränkung erfolgt ist. In der Praxis ist allerdings zu beobachten, dass es massive Versuche von Jugendämtern gibt, die Leistungsgewährung durch Leugnung des Bedarfs einzuschränken bzw. eine Kostenverlagerung auf den Sozialhilfeträger zu versuchen.

Keine Einschränkung gab es auch bei § 13 Jugendsozialarbeit, der ebenfalls für junge Menschen mit Teilleistungsschwächen von großer Bedeutung ist. § 13 definiert nämlich einen Anspruch auf Hilfen bei der schulischen oder beruflichen Ausbildung und bei der Eingliederung in die Arbeitswelt gegenüber dem Jugendhilfeträger. Auf diesem Feld ist also nicht nur die Arbeitsverwaltung gefordert!

§ 13 Jugendsozialarbeit

(1) Jungen Menschen, die zum Ausgleich sozialer Benachteiligungen oder zur Überwindung individueller Beeinträchtigungen in erhöhtem Maße auf Unterstützung angewiesen sind, sollen im Rahmen der Jugendhilfe sozialpädagogische Hilfen angeboten werden, die ihre schulische und berufliche Ausbildung, Eingliederung in die Arbeitswelt und ihre soziale Integration fördern.

(2) Soweit die Ausbildung dieser jungen Menschen nicht durch Maßnahmen und Programme anderer Träger und Organisationen sichergestellt wird, können geeignete sozialpädagogisch begleitete Ausbildungs- und Beschäftigungsmaßnahmen angeboten werden, die den Fähigkeiten und dem Entwicklungsstand dieser jungen Menschen Rechnung tragen.

(3) Jungen Menschen kann während der Teilnahme an schulischen oder beruflichen Bildungsmaßnahmen oder bei der beruflichen Eingliederung Unterkunft in sozialpädagogisch begleiteten Wohnformen angeboten werden. ...

3. Exkurs: SGB IX und die Regelung der Zuständigkeitsfrage

Es ist jetzt mehrfach deutlich geworden, dass im Einzelfall unterschiedliche Kostenträger für Hilfen in Frage kommen. Dies trifft besonders auf Rehabilitationsleistungen zu, d.h. auf Leistungen, die der (Wieder-) Herstellung der Erwerbsfähigkeit dienen, die aufgrund einer Erkrankung, einer Behinderung oder einer Entwicklungsstörung eingeschränkt ist. In Frage kommen Krankenkassen, Rentenversicherungsträger, Arbeitsverwaltung, Jugendhilfeträger und Sozialhilfeträger. Dies könnte zunächst positiv für die Betroffenen erscheinen, wenn es sogar mehrere Stellen gibt, die Hilfe zu leisten aufgerufen und in der Lage sind. In der Praxis führt es aber oft dazu, dass diese Träger sich gegenseitig die Verantwortung zuschieben und keiner meint, leisten zu müssen. Dem hat der Gesetzgeber im Zuge der Reform des Behindertenrechts versucht, einen Riegel vorzuschieben.

Mit der Einführung des SGB IX, in dem das Behindertenrecht gebündelt wurde, wurde auch eine Zuständigkeitsregelung eingeführt, die sehr bürgerfreundlich ist: Es gibt relativ kurze Fristen für die Klärung der Zuständigkeitsfrage und für die Entscheidung über die Leistung. Es ist Aufgabe der Rehabilitationsträger, untereinander die Zuständigkeit zu klären, und nicht Aufgabe des Antragstellers. Wenn die Zuständigkeit nicht innerhalb der Fristen geklärt werden kann, so erbringt der Rehabilitationsträger, bei dem der Antrag gestellt wurde, die Leistung und holt sich gegebenenfalls später das Geld bei dem Träger zurück, der eigentlich zuständig ist.

§ 14 (1) Werden Leistungen zur Teilhabe beantragt, stellt der Rehabilitationsträger innerhalb von zwei Wochen nach Eingang des Antrags bei ihm fest, ob er nach dem für ihn geltenden Leistungsgesetz für die Leistung zuständig ist ... Stellt er bei der Prüfung fest, dass er für die Leistung nicht zuständig ist, leitet er den Antrag unverzüglich dem seiner Auffassung nach zuständigen Rehabilitationsträger zu. ...

(2) Wird der Antrag nicht weitergeleitet, stellt der Rehabilitationsträger den Rehabilitationsbedarf unverzüglich fest. Muss für diese Feststellung ein Gutachten nicht eingeholt werden, entscheidet der Rehabilitationsträger innerhalb von drei Wochen nach Antragseingang. ... Ist für die Feststellung des Rehabilitationsbedarfs ein Gutachten erforderlich, wird die Entscheidung innerhalb von zwei Wochen nach Vorliegen des Gutachtens getroffen. ... Kann der Rehabilitationsträger, an den der Antrag weitergeleitet worden ist, nicht Rehabilitationsträger ... sein, klärt er unverzüglich mit dem nach seiner Auffassung zuständigen Rehabilitationsträger, von wem und in welcher Weise über den Antrag innerhalb der Fristen ... entschieden wird und unterrichtet hierüber den Antragsteller.

...

(5) Der Rehabilitationsträger stellt sicher, dass er Sachverständige beauftragen kann, bei denen Zugangs- und Kommunikationsbarrieren nicht bestehen. Ist für die Feststellung des Rehabilitationsbedarfs ein Gutachten erforderlich, beauftragt der Rehabilitationsträger unverzüglich einen geeigneten Sachverständigen. ... Der Sachverständige ... erstellt das Gutachten innerhalb von zwei Wochen nach Auftragserteilung. ...

Ähnlich wie im Jugendhilferecht gilt auch hier: Wenn ein Rehabilitationsträger nicht fristgerecht entscheidet, kann der Leistungsberechtigte zur Selbstbeschaffung schreiten und sich die Kosten anschließend erstatten lassen – bei allem Risiko, das ein solches Vorgehen für den Betroffenen beinhaltet.

§ 15 (1) Kann über den Antrag auf Leistungen zur Teilhabe nicht innerhalb der in § 14 Abs. 2 genannten Fristen entschieden werden, teilt der Rehabilitationsträger dies dem Leistungsberechtigten unter Darlegung der Gründe rechtzeitig mit. Erfolgt die Mitteilung nicht oder liegt ein zureichender Grund nicht vor, können Leistungsberechtigte dem Rehabilitationsträger eine angemessene Frist setzen und dabei erklären, dass sie sich nach Ablauf der Frist die erforderliche Leistung selbst beschaffen. ...

Um dem Zuständigkeitswirrwarr entgegenzuwirken, hat der Gesetzgeber die Rehabilitationsträger in § 23 SGB IX zusätzlich dazu verpflichtet, flächendeckend gemeinsame Service-Stellen einzurichten, um eine ortsnahe Beratung und Unterstützung behinderter und von Behinderung bedrohter Menschen zu gewährleisten.
§ 23 (3) Die gemeinsamen Servicestellen werden so ausgestattet, dass sie ihre Aufgaben umfassend und qualifiziert erfüllen können, Zugangs- und Kommunikationsbarrieren nicht bestehen und Wartezeiten in der Regel vermieden werden. Hierfür wird besonders qualifiziertes Personal mit breiten Fachkenntnissen insbesondere des Rehabilitationsrechts und der Praxis eingesetzt. ...

Speziell in der Reform des Behindertenrechts mit der Einführung des SGB IX, die vor wenigen Jahren erfolgt ist, gab es also eine starke Tendenz, die Rechte der Betroffenen zu stärken und ihnen durch präzise, auch zeitlich präzise Festlegungen den Zugang zu den ihnen zustehenden Leistungen zu erleichtern. Da auch Menschen mit stark ausgeprägten Teilleistungsschwächen als behindert eingestuft werden können und somit von diesen Bestimmungen profitieren, soll das nicht unterschlagen werden, wenn wir die Sozialreformen der letzten Jahre im Hinblick auf diese Gruppe würdigen wollen. Es wäre wünschenswert, wenn in allen Leistungsbereichen des SGB ähnlich präzise Festlegungen gelten würden.

4. Erhöhte Heranziehung zu den Kosten nach SGB VIII/KICK

Nach diesem Ausflug in das SGB IX (Rehabilitation und Teilhabe behinderter Menschen), der sich an der Zuständigkeitsproblematik aufgehängt hat, soll hier nochmals zum SGB VIII (Kinder- und Jugendhilfe) zurückgekehrt werden. Wir haben uns zuvor mit den Leistungsansprüchen beschäftigt, die dort begründet sind und für junge Menschen mit Teilleistungsschwächen hilfreich sein können. Es wurde deutlich, dass durch die Reform mit dem Kinder- und Jugendhilfeweiterentwicklungsgesetz kein Zurückfahren dieser Ansprüche stattfand. Zielsetzung und Leistungsspektrum des ursprünglichen Kinder- und Jugendhilfegesetzes wurden im Kern nicht angetastet; das darin definierte fortschrittliche Hilfesystem bleibt erhalten. Das ist nicht selbstverständlich, denn es gab davor Gesetzesentwürfe, die genau dies zum Ziel hatten; so z.B. das bereits erwähnte, 2004 vom Bundesrat beschlossene, aber dann im Bundestag gescheiterte „Gesetz zur Entlastung der Kommunen im sozialen Bereich“ KEG. Dieses sah u.a. die komplette Streichung des § 35a aus dem SGB VIII vor und die Rückverlagerung der Zuständigkeit in diesem Bereich zu den Sozialhilfeträgern. Außerdem sollten die Selbstbeschaffung von Leistungen generell ausgeschlossen und die Hilfen für junge Volljährige stark beschnitten werden. Es ist im Sinne der jungen Menschen mit Teilleistungsschwächen zu hoffen, dass nicht schon bald erneut solche Bestrebungen politische Bedeutung gewinnen. Es ist nicht ausgeschlossen, dass auch in den nächsten Jahren bei weiterhin knappen Kassen erneut ähnliche Vorstöße unternommen werden.

Trotz des unangetasteten Leistungsspektrums hat auch das KICK, das zum 1. Oktober 2005 in Kraft trat, starke Unterstützung durch die Haushaltspolitiker erfahren. Das ist auf die §§ 91 bis 94 des SGB VIII zurückzuführen, die durch das KICK völlig neu formuliert wurden. Sie regeln die Heranziehung der Hilfeempfänger (Kinder bzw. deren Eltern) zu den Kosten. Die Neufassung soll zu einer Verbesserung der Kostensituation der öffentlichen Jugendhilfeträger führen. Zwar hat sich nichts daran geändert, dass Eltern nur zu den Kosten einer teilstationären oder stationären Hilfe für ihr Kind herangezogen werden und nicht für ambulante Hilfen oder für Beratung. Nur wenn das Kind eine Tagesgruppe besucht oder in einem Heim bzw. einer Pflegefamilie untergebracht ist, ist eine Heranziehung zu den Kosten möglich. Geändert hat sich aber der Umfang, in dem Eltern herangezogen werden. Dafür ist nicht nur das maßgeblich, was im Gesetz selbst steht, sondern auch eine – im Gesetz vorgesehene – ergänzende Rechtsverordnung des Bundesfamilienministeriums, die nach Einkommensgruppen gestaffelte Pauschalbeträge festlegt und die alle zwei Jahre an die Einkommensentwicklung angepasst werden soll. Diese Veränderungen sind möglicherweise gerade für etliche Familien mit teilleistungsschwachen Kindern relevant. Während Familien, deren Kinder aus Gründen einer sozialen Problematik entsprechende Hilfe in Anspruch nehmen, häufig wirtschaftlich nicht leistungsfähig sind und von daher sowieso keinen Kostenbeitrag erbringen können, kommen Teilleistungsschwächen unterschiedslos in Familien aller Einkommensgruppen vor.

Bei der Heranziehung zu den Kosten werden die Elternteile jetzt in ihrer wirtschaftlichen Leistungsfähigkeit getrennt betrachtet und herangezogen, auch wenn sie miteinander verheiratet zusammenleben. Der Kostenbeitrag umfasst in jedem Fall mindestens die Höhe des Kindergeldes. Eltern mit hohem Einkommen werden aber auch bis zur Höhe der tatsächlichen Kosten herangezogen. Auch für Eltern mit mittlerem Einkommen erhöhen sich die Kostenbeiträge deutlich. Während früher die wirtschaftliche Leistungsfähigkeit sehr individuell betrachtet und z.B. Schulden berücksichtigt wurden, wird die individuelle Betrachtung jetzt in der Regel durch einen pauschalen Abzug von 25 % vom Nettoeinkommen ersetzt. Bei der Hilfe für junge Volljährige wird ein Kostenbeitrag der Eltern von bis zu 1420 € im Monat erhoben. Falls diese jungen Menschen ein eigenes Einkommen haben und einbringen können, wird dafür kein Abzug mehr vorgenommen, wie das früher der Fall war. Fachleute befürchten, dass mit diesen Regelungen eine indirekte Form der Hilfesteuerung passiert, die letztlich zu einem Abbau dieser Hilfen führen wird. Auch Jugendliche in Ausbildung müssen künftig einen deutlich höheren eigenen Kostenbeitrag zahlen. Von der Ausbildungsvergütung bleiben 25 % anrechnungsfrei, 75 % müssen abgegeben werden (es sei denn, bestimmte höhere Belastungen werden nachgewiesen).

Gemildert wird die verschärfte Kostenheranziehung durch eine Härtefallklausel:
§ 92 (5) Von der Heranziehung soll im Einzelfall ganz oder teilweise abgesehen werden, wenn sonst Ziel und Zweck der Leistung gefährdet würden oder sich aus der Heranziehung eine Härte ergäbe. Von der Heranziehung kann abgesehen werden, wenn anzunehmen ist, dass der damit verbundene Verwaltungsaufwand in keinem angemessenen Verhältnis zu dem Kostenbeitrag stehen wird.
Dies ist natürlich auslegungsfähig, bietet aber die Chance, mit dem Jugendamt zu verhandeln, wenn individuelle Gründe die eigene wirtschaftliche Leistungsfähigkeit einschränken und z.B. Geschwisterkinder darunter unbillig zu leiden hätten.

5. Leistungen für Arbeitssuchende und die Reform durch Hartz IV

Eine der einschneidendsten Reformen der Sozialgesetzgebung der letzten Jahrzehnte waren die gesetzlichen Veränderungen, die unter „Hartz IV“ zusammengefasst werden. Im Zuge dieser Reform wurden drei Bücher der Sozialgesetzgebung neu gefasst: Das SGB II „Grundsicherung für Arbeitssuchende“, das SGB III „Arbeitsförderung“ und das SGB XII „Sozialhilfe“. Diese traten mit Beginn des Jahres 2005 in Kraft, das alte Bundessozialhilfegesetz wurde gleichzeitig aufgehoben. Ganz grob gesagt regelt das SGB II die Leistungen für erwerbsfähige Langzeitarbeitslose bzw. für Arbeitssuchende, die noch keinen Versicherungsanspruch aus der Arbeitslosenversicherung haben (Arbeitslosengeld ALG II), das SGB III die Leistungen für Arbeitnehmer aus der Arbeitslosenversicherung (Arbeitslosengeld ALG I) und das SGB XII die Leistungen für nicht erwerbsfähige Personen (Sozialhilfe).

An dieser Stelle soll vorrangig das SGB II betrachtet werden, weil es für junge Menschen von besonderer Relevanz sein dürfte, die sich aufgrund von Teilleistungsschwächen schwer tun, eine Ausbildungs- oder Arbeitsstelle zu finden und durch eigenes Erwerbseinkommen ihren Lebensunterhalt zu sichern. Zielgruppe des SGB II sind erwerbsfähige und hilfebedürftige Personen zwischen 15 und 65 Jahren. Als erwerbsfähig gilt nach § 8 (1) des Gesetzes, *„wer nicht wegen Krankheit oder Behinderung auf absehbare Zeit außerstande ist, unter den üblichen Bedingungen des allgemeinen Arbeitsmarktes mindestens drei Stunden täglich erwerbstätig zu sein“*. Diese Voraussetzung dürften Menschen mit Teilleistungsschwächen in aller Regel erfüllen, selbst wenn sie über einen Behindertenausweis verfügen.

Die Reform wurde von dem Grundgedanken geleitet, die Zahl der Menschen, die von Arbeitslosenhilfe oder von Sozialhilfe leben, zu reduzieren, indem die Aufnahme einer Erwerbstätigkeit einerseits verstärkt unterstützt, andererseits aber auch ein finanzieller Druck ausgeübt wird. „Fördern und Fordern“ wurde diese Kombination von Maßnahmen umschrieben und so auch in Gesetzesparagraphen gefasst. Für junge Menschen mit Teilleistungsschwächen und ihre Eltern ist es wichtig, vor allem den Förderauftrag des Gesetzes zu kennen und notfalls energisch einzufordern.

§ 2 Grundsatz des Forderns

(1) Erwerbsfähige Hilfsbedürftige und die mit ihnen in einer Bedarfsgemeinschaft lebenden Personen müssen alle Möglichkeiten zur Beendigung oder Verringerung ihrer Hilfebedürftigkeit ausschöpfen. Der erwerbsfähige Hilfebedürftige muss aktiv an allen Maßnahmen zu seiner Eingliederung in Arbeit mitwirken, insbesondere eine Eingliederungsvereinbarung abschließen. Wenn eine Erwerbstätigkeit auf dem allgemeinen Arbeitsmarkt in absehbarer Zeit nicht möglich ist, hat der erwerbsfähige Hilfebedürftige eine ihm angebotene zumutbare Arbeitsgelegenheit zu übernehmen.

(2) Erwerbsfähige Hilfebedürftige und die mit ihnen in einer Bedarfsgemeinschaft lebenden Personen haben in eigener Verantwortung alle Möglichkeiten zu nutzen, ihren Lebensunterhalt aus eigenen Mitteln und Kräften zu bestreiten. Erwerbsfähige Hilfebedürftige müssen ihre Arbeitskraft zur Beschaffung des Lebensunterhalts für sich und die mit ihnen in einer Bedarfsgemeinschaft lebenden Personen einsetzen.

§ 14 Grundsatz des Förderns

Die Träger der Leistungen nach diesem Buch unterstützen erwerbsfähige Hilfebedürftige umfassend mit dem Ziel der Eingliederung in Arbeit. Die Agentur für Arbeit soll einen persönlichen Ansprechpartner für jeden erwerbsfähigen Hilfebedürftigen und die mit ihm in einer Bedarfsgemeinschaft Lebenden benennen. Die Träger der Leistungen nach diesem Buch erbringen unter Beachtung der Grundsätze von Wirtschaftlichkeit und Sparsamkeit alle im Einzelfall für die Eingliederung in Arbeit erforderlichen Leistungen.

Der Gesetzgeber ging von der Vermutung aus, dass viele Menschen, die auf längere Dauer von Sozialleistungen leben, in einer „Armutsfalle“ gefangen seien, aus der sie alleine nicht mehr herauskommen. Denn einerseits seien die Anreize zur Arbeitsaufnahme für sie zu gering bei einem relativ kleinen Abstand zwischen dem erzielbaren Verdienst und den Sozialleistungen, andererseits seien die Hürden zu hoch, wenn Menschen über längere Zeit der Arbeit „entwöhnt“ seien und ein geregelter Arbeitstag für sie fremd geworden sei. Analog zu amerikanischen Vorbildern soll das Sozialhilfesystem von einer einseitigen Bringschuld des Sozialstaats (Rechtsanspruch des Bedürftigen auf Hilfe) auf ein System von Leistung und Gegenleistung umgestellt werden. Der Staat macht ein Angebot der

Hilfe, er erwartet im Gegenzug aber auch, dass der Hilfeempfänger mitmacht und sich um Eingliederung ins Erwerbsleben nach den staatlichen Vorgaben bemüht, ansonsten wird er durch Leistungsentzug bestraft. Dem Hilfeempfänger soll vor allem dahingehend geholfen werden, dass er im Wettbewerb auf dem Arbeitsmarkt bestehen kann. Seine Eigenverantwortung wird gestärkt.

Soweit die Theorie. Sie hat vor allem einen Haken: die fehlenden Ausbildungs- und Arbeitsplätze. Die Ausbildungslücke ist 2005 noch größer geworden. Ca. 15 % der jungen Menschen bleiben auch längerfristig ohne Ausbildung und haben dementsprechend geringe Chancen auf dem Arbeitsmarkt. Was nützt alle Förderung und aller Zwang, wenn schlicht zu wenig Arbeitsplätze da sind? Bevor aber auf die praktischen Auswirkungen speziell auch für die berufliche Eingliederung teilleistungsschwacher junger Menschen eingegangen werden soll, sollen noch etwas detaillierter die Grundzüge der neuen gesetzlichen Bestimmungen, insbesondere im SGB II, dargelegt werden.

Zielgruppe des SGB II:
§ 7 (1) Leistungen nach diesem Buch erhalten Personen, die
1. *das 15. Lebensjahr vollendet und das 65. Lebensjahr noch nicht vollendet haben,*
2. *erwerbsfähig sind,*
3. *hilfebedürftig sind und*
4. *ihren gewöhnlichen Aufenthalt in der Bundesrepublik Deutschland haben.*

…

§ 8 (1) Erwerbsfähig ist, wer nicht wegen Krankheit oder Behinderung auf absehbare Zeit außerstande ist, unter den üblichen Bedingungen des allgemeinen Arbeitsmarktes mindestens drei Stunden täglich erwerbstätig zu sein.

Ob jemand ALG II erhält, ist also nicht mehr wie bei der früheren Arbeitslosenhilfe davon abhängig, dass jemand schon einmal versicherungspflichtig beschäftigt war, sondern nur von seiner prinzipiellen Erwerbsfähigkeit. Diese scheidet ALG II-Empfänger von Empfängern der Sozialhilfe nach SGB XII. Da ersteres vom Bund (via Arbeitsagentur) und letztere von den Kommunen aufzubringen ist, begann gleich nach Inkrafttreten der neuen

Gesetze der Streit zwischen Bund und Kommunen über die Richtigkeit der Zuordnung: Der Bund beklagte, die Städte und Landkreise hätten auch völlig Erwerbsunfähige, z.B. chronische Alkoholiker oder Schwerkranke für erwerbsfähig erklärt, um Kosten wegzuschieben, und damit verursacht, dass dem Bund viel höhere Lasten entstanden als einkalkuliert. Die Kommunen wehrten sich mit Hinweis auf den Gesetzeswortlaut. Denn im SGB II ist auch bestimmt, dass Hemmnisse der Erwerbsfähigkeit durch unterstützende Leistungen beseitigt werden sollen.

Den Hilfebedürftigen stehen zunächst einmal die unterstützenden Leistungen zur Verfügung, die im SGB III bereits vor den Hartz-Reformen beschrieben waren. Dazu gehören z.B. Maßnahmen der Eignungsfeststellung und Trainingsmaßnahmen (§ 48), berufsvorbereitende Bildungsmaßnahmen, (§ 61) und, (lt. § 242) besonders für lernbeeinträchtigte und sozial benachteiligte Auszubildende ausbildungsbegleitende Hilfen, außerbetriebliche Ausbildungen und Aktivierungshilfen (§ 241). Die Hilfen nach SGB II gehen nun über das klassische Förderinstrumentarium des Arbeitsamtes deutlich hinaus. Dafür ist vor allem § 16 (2) maßgebend:

§ 16 (2) Über die in Absatz 1 genannten Leistungen hinaus können weitere Leistungen erbracht werden, die für die Eingliederung des erwerbsfähigen Hilfebedürftigen in das Erwerbsleben erforderlich sind. Dazu gehören insbesondere

1. *die Betreuung minderjähriger oder behinderter Kinder oder die häusliche Pflege von Angehörigen,*
2. *die Schuldnerberatung,*
3. *die psychosoziale Betreuung,*
4. *die Suchtberatung,*
5. *das Einstiegsgeld nach § 29,*
6. *Leistungen nach dem Altersteilzeitgesetz.*

Welche dieser Leistungen im Einzelfall erbracht werden, soll in einer Eingliederungsvereinbarung geregelt werden, einem neu eingeführten Instrument:

§ 15 (1) Die Agentur für Arbeit soll im Einvernehmen mit dem kommunalen Träger mit jedem erwerbsfähigen Hilfebedürftigen die für seine Eingliederung erforderlichen Leistungen vereinbaren (Eingliederungsvereinbarung). Die Eingliederungsvereinbarung soll insbesondere bestimmen

1. *welche Leistungen der Erwerbsfähige zur Eingliederung in Arbeit erhält,*
2. *welche Bemühungen der erwerbsfähige Hilfebedürftige in welcher Häufigkeit zur Eingliederung in Arbeit mindestens unternehmen muss und in welcher Form er die Bemühungen nachzuweisen hat.*

Die Eingliederungsvereinbarung soll für sechs Monate geschlossen werden. Danach soll eine neue Eingliederungsvereinbarung abgeschlossen werden. Bei jeder folgenden Eingliederungsvereinbarung sind die bisher gewonnenen Erfahrungen zu berücksichtigen. Kommt eine Eingliederungsvereinbarung nicht zustande, sollen die Regelungen nach Satz 2 durch Verwaltungsakt erfolgen.

Es wird sich zeigen, wie dieses sicherlich sinnvolle, aber auch aufwendige Verfahren in der Praxis umgesetzt werden kann. Bislang hapert es vielerorts mit der Umsetzung, weil die entsprechenden Verwaltungsmitarbeiter mit anderen Aufgaben überhäuft sind. Dies führt z.T. zu sehr schematischen, den Betroffenen übergestülpten Vorgaben, bei denen von „Vereinbarung" kaum die Rede sein kann.

Ein zusätzliches Element, das zur Arbeitsaufnahme motivieren und „Scheinarbeitslose" entlarven soll, aber auch der Wiedereingewöhnung in eine Arbeitssituation dienen soll, ist das Instrument der „Arbeitsgelegenheiten" (umgangssprachlich bekannt unter dem Namen „Ein-Euro-Jobs"):
§ 16 (3) Für erwerbsfähige Hilfebedürftige, die keine Arbeit finden können, sollen Arbeitsgelegenheiten geschaffen werden. Werden Gelegenheiten für im öffentlichen Interesse liegende, zusätzliche Arbeiten nicht nach Absatz 1 als Arbeitsbeschaffungsmaßnahme gefördert, ist den erwerbsfähigen Hilfebedürftigen zuzüglich zum Arbeitslosengeld II eine angemessene Entschädigung für Mehraufwendungen zu zahlen; diese Arbeiten begründen kein Arbeitsverhältnis im Sinne des Arbeitsrechts; ...

Diese Arbeitsgelegenheiten sind aus mehreren Gründen sehr umstritten. Ein gerade im Hinblick auf junge Leute mit Teilleistungsschwächen wichtiger Einwand aus der Praxis scheint mit zu sein, dass nach bisherigen Beobachtungen die entsprechenden Stellen zu rasch zu diesem Instrument greifen, anstatt alles auszuschöpfen, was zu einer Ausbildung oder einer sonstigen weiterführenden Bildungsmaßnahme führen kann. Auch das

Gesetz sieht die Arbeitsgelegenheit nicht an erster, sondern an letzter Stelle der Möglichkeiten. Dem Betroffenen bleibt aber keine Möglichkeit, sich dem zu entziehen, was in der Eingliederungsvereinbarung festgelegt ist, wenn er nicht seinen ALG II-Anspruch ganz oder teilweise verlieren will.

§ 31 (1) Das Arbeitslosengeld II wird unter Wegfall des Zuschlags nach § 24 in einer ersten Stufe um 30 von Hundert der für den erwerbsfähigen Hilfebedürftigen nach § 20 maßgebenden Regelleistung abgesenkt, wenn

1. der erwerbsfähige Hilfebedürftige sich trotz Belehrung über die Rechtsfolgen weigert,
   a. eine ihm angebotene Eingliederungsvereinbarung abzuschließen,
   b. in der Eingliederungsvereinbarung festgelegte Pflichten zu erfüllen, insbesondere in ausreichendem Umfang Eigenbemühungen nachzuweisen,
   c. eine zumutbare Arbeit, Ausbildung oder Arbeitsgelegenheit aufzunehmen oder fortzuführen, oder
   d. eine zumutbare Arbeit nach § 16 Abs. 3 Satz 2 auszuführen,

2. der erwerbsfähige Hilfebedürftige trotz Belehrung über die Rechtsfolgen eine zumutbare Maßnahme zur Eingliederung in Arbeit abgebrochen oder Anlass für den Abbruch gegeben hat.

...

(5) Bei erwerbsfähigen Hilfebedürftigen, die das 15. Lebensjahr, jedoch noch nicht das 25. Lebensjahr vollendet haben, wird das Arbeitslosengeld II unter den in den Absätzen 1 und 4 genannten Voraussetzungen auf die Leistungen nach § 22 beschränkt; ...

Das heißt, bei Jugendlichen und jungen Erwachsenen, die sich nicht den Vorgaben fügen und z.B. eine Arbeitsgelegenheit nicht antreten, wird das ALG II ganz gestrichen und nur noch Unterkunft und Heizung bezahlt. In den Bestimmungen war mehrfach von „zumutbarer Arbeit" die Rede. Was ist zumutbar? Dazu heißt es im SGB II

§ 10 (1) Dem erwerbsfähigen Hilfebedürftigen ist jede Arbeit zumutbar, es sei denn, dass

1. er zu der bestimmten Arbeit körperlich, geistig oder seelisch nicht in der Lage ist,

2. die Ausübung der Arbeit ihm die künftige Ausübung seiner bisherigen überwiegenden Arbeit wesentlich erschweren würde, weil die bisherige Tätigkeit besondere körperliche Anforderungen stellt,

3. die Ausübung der Arbeit die Erziehung seines Kindes oder des Kindes seines Partners gefährden würde; …
4. die Ausübung der Arbeit mit der Pflege eines Angehörigen nicht vereinbar wäre und die Pflege nicht auf andere Weise sichergestellt werden kann,
5. der Ausübung der Arbeit ein sonstiger wichtiger Grund entgegensteht.

Wie hoch sind die finanziellen Leistungen nach dem SGB II, die ein Hilfebedürftiger erhält? Sie setzen sich zusammen aus den „Regelleistungen zur Sicherung des Lebensunterhalts" (§ 20) und den „Leistungen für Unterkunft und Heizung" (§ 22):
§ 20 (1) Die Regelleistung zur Sicherung des Lebensunterhalts umfasst insbesondere Ernährung, Kleidung, Körperpflege, Hausrat, Bedarfe des täglichen Lebens sowie im vertretbaren Umfang auch Beziehungen zur Umwelt und eine Teilnahme am kulturellen Leben. …
(2) Die monatliche Regelleistung beträgt für Personen, die allein stehend oder allein erziehend sind oder deren Partner minderjährig ist, in den alten Bundesländern einschließlich Berlin (Ost) 345 Euro, in den neuen Bundesländern 331 Euro.

Neu gegenüber der alten Sozialhilfe ist, dass in diesen Pauschalsatz alles, einschließlich Kleidung und Hausrat, eingerechnet ist und nicht mehr Extraanträge für besondere Aufwendungen gestellt werden können/müssen. Das gibt dem Hilfeempfänger mehr Gestaltungsmöglichkeiten, verlangt aber auch mehr Selbstverantwortung ab. Er ist jetzt darauf angewiesen, selbst in kleinen Beträgen eine Sparrücklage zu bilden, um sich bei Bedarf einen neuen Mantel oder eine neue Waschmaschine zu kaufen. Dies dürfte gerade für viele teilleistungsschwache junge Menschen eine Überforderung sein. Mehr Selbstverantwortung ist den Hilfeempfängern auch dadurch zugewachsen, dass die Leistungen für Unterkunft und Heizung jetzt regelmäßig ihnen selbst ausgezahlt und nicht direkt an den Vermieter überwiesen werden. Hier gibt es allerdings einen Ausweg, wenn z.B. ein junger Mensch mit Teilleistungsschwächen damit nicht umgehen kann:
§ 22 (4) Die Kosten für Unterkunft und Heizung sollen von dem kommunalen Träger an den Vermieter oder andere Empfangsberechtigte gezahlt werden, wenn die zweckentsprechende Verwendung durch den Hilfebedürftigen nicht sichergestellt ist.

Wie kommt man an diese Leistungen? Ob der Weg einfach oder kompliziert ist, hängt von den örtlichen Gegebenheiten ab. Klar ist, dass für den Lebensunterhalt die Arbeitsagentur (Bund), für Unterkunft und Heizung aber die Kommune (Stadt, Landkreis) zuständig ist. Wenn vor Ort keine besondere Vereinbarung getroffen wurde, müssen diese Leistungen getrennt beantragt werden, was entsprechend umständlich ist. Vielfach haben Arbeitsagentur und Kommune aber eine sogenannte Arbeitsgemeinschaft gebildet, wie das Gesetz sie vorsieht. Diese „Arge" leistet dann aus einer Hand. Das gleiche gilt, wenn die Kommune Gebrauch von einer Experimentierklausel im Gesetz gemacht und „optiert" hat. Dann übernimmt die Kommune alle Leistungen anstelle der Arbeitsagentur und ist einziger Ansprechpartner.

Wichtig zu wissen ist auch, dass die Einstufung als „nicht erwerbsfähig" im Sinne von SGB XII nicht bedeutet, dass der Betroffene nun gar keinen Anspruch hat auf eine Förderung zur Eingliederung. Solche Ansprüche sind auch im SGB XII definiert mit dem Ziel, die Erwerbsfähigkeit wenn möglich herzustellen. Es wird allerdings dort, wo Arbeitsagentur und Kommune getrennt ihre Leistungen erbringen, für diese Menschen systembedingt wahrscheinlich schwerer sein, diese Ansprüche zu realisieren, weil die Arbeitsagenturen ihr primäres Interesse an der Förderung der ihnen auf der Tasche liegenden hilfebedürftigen Erwerbsfähigen haben dürften.

6. Die Situation benachteiligter junger Menschen

Für benachteiligte junge Menschen haben sich die Eingliederungschancen in den letzten 20 Jahren nicht verbessert. Auf dem Arbeitsmarkt ist ein drastischer Anstieg der Mindestvoraussetzungen für eine Erwerbstätigkeit zu beobachten; ein Trend, der sich wahrscheinlich fortsetzt. Dementsprechend wird sich auch an der Situation, dass ca. 15 % der jungen Menschen langfristig ohne Ausbildung bleiben, ohne besondere Maßnahmen nichts ändern lassen. Verschärft wird die Situation durch ein insgesamt zu geringes Ausbildungsstellenangebot („Ausbildungslücke"). Für Benachteiligte steht zwar prinzipiell ein breites Förderinstrumentarium zur Verfügung; es ist aber für die Betroffenen unübersichtlich und vielfach sind die Aktivitäten der unterschiedlichen Unterstützungssysteme wenig aufeinander abgestimmt. Man muss sich klar machen, dass hier drei völlig unterschiedliche Fördersysteme und Rechtsgrundlagen beteiligt sind:

Arbeitsverwaltung	Berufsbildende Schule	Jugendhilfe
SGB II, III	*Landesschulgesetze*	*SGB VIII*

Man kann auch sagen, die kompliziertesten Wege zur beruflichen Eingliederung müssen von denen gegangen werden, die darauf am wenigsten vorbereitet sind.

Nicht alle Förderangebote sind für alle förderlich. Die Wahrscheinlichkeit des Übergangs in eine reguläre Ausbildung oder Beschäftigung sinkt, wenn die Verweildauer in Fördermaßnahmen eine bestimmte Zeit überschreitet, wie Untersuchungen zeigen. Das ist ein Hinweis darauf, dass für einen erheblichen Teil der jungen Menschen, und dazu gehören sicherlich auch Menschen mit ausgeprägten Teilleistungsschwächen, noch kein geeigneter Weg gefunden wurde. Sicherlich sind Eltern und Betroffene froh, wenn sie wenigstens für einige Zeit in einer Maßnahme unterkommen können, statt beschäftigungslos zu Hause herumzusitzen. Trotzdem ist dann die Enttäuschung groß, wenn eine Maßnahme wieder nicht zu einem weiterführenden Erfolg verholfen hat. Und diese Enttäuschungen häufen sich bei den Betroffenen mit den Jahren in erschreckender Weise. Ohne speziell auf diese Personengruppen zugeschnittene Ausbildungsgänge und nachhaltig geförderte Beschäftigungsverhältnisse (z.B. über Kombilohnmodelle) wird es keine durchgreifende Verbesserung der Situation der benachteiligten jungen Menschen geben. Die Hoffnung allein auf eine Belebung des Arbeitsmarktes zu setzen, geht an dieser Realität vorbei.

Entwicklungsperspektiven für die Jugend

Edgar Friederichs

1. Von wegen jung und gesund

Es stimmt zwar, dass es den meisten Jugendlichen zwischen 10 und 20 Jahren in Deutschland körperlich, psychisch und sozial relativ gut geht, aber es gibt auch Schattenseiten: Immer mehr junge Menschen konsumieren Alkohol, Tabak und Drogen, leiden unter Allergien, Kopfschmerzen, Nervosität und Unwohlsein oder fühlen sich von der Schule überfordert. Dies bestätigt auch die internationale HBSC Studie der WHO. Hinzu kommen Schwierigkeiten sich zu konzentrieren oder Probleme in der Familie oder im Umgang mit anderen. Viele Jugendliche bewegen sich zu wenig und kämpfen mit Gewichtsproblemen, und immer mehr haben ein „ungesundes" Verhältnis zum Essen oder zum Abnehmen.

Wenn Jugendliche zum Arzt gehen, haben sie häufig andere Fragen und Bedürfnisse als Kinder oder Erwachsene. Zahlreiche ärztliche und medizinische Einrichtungen in Deutschland haben sich daher inzwischen das Thema „Jugendmedizin" auf die Fahne geschrieben, ganz so als wären sie schon für die besonderen Bedürfnisse von Jugendlichen eingerichtet. Die Realität sieht leider anders aus: mehr als 80 Prozent der deutschen Kinder- und Jugendärzte kümmern sich nach wie vor in erster Linie um Kinder im Alter von 0–10 Jahren. Danach gehen Jugendliche bei akuten Erkrankungen in der Regel zum Hausarzt.

Ärzte beraten Jugendliche so gut sie können, die meisten von ihnen sind aber nicht für die speziellen Fragen und gesundheitlichen Probleme von Jugendlichen ausgebildet. Für die Ärzte, die sich gerne medizinisch weiterbilden würden, um speziell Jugendlichen besser helfen zu können, gibt es in Deutschland noch immer kaum Weiterbildungsmöglichkeiten. Andere Länder, zum Beispiel die USA und Australien, sind da schon ein ganzes Stück weiter. Dort hat man erkannt wie wichtig das Thema Jugendgesundheit (Englisch: „adolescent health") ist: der ausgebildete und spezialisierte Jugendarzt ist dort auf dem besten Weg, eine feste Größe im Gesundheitssystem zu werden.

2. Ökonomische Bedingungen der Familie im 3. Jahrtausend

Der Anteil der Familienhaushalte in der Bundesrepublik mit Kindern beträgt nur 30 %. Allein in Hamburg ist es zwischen 1970 und 2002 zu einer Verdreifachung der Einpersonenhaushalte gekommen. Nach den letzten Erhebungen ist jeder 3. Sozialhilfeempfänger ein Kind unter 18 Jahren (37,2 %) und 45 % der überschuldeten Haushalte sind Familienhaushalte. Eine andere aktuelle statistische Erhebung sieht den Anteil kinderloser Frauen in Deutschland bei über 20 %. Dies ist der höchste Anteil in ganz Europa. Die durchschnittliche Altersrente der Geburtsjahrgänge 1936–1995 reduziert sich zudem signifikant mit der Kinderanzahl.

3. Was ist wichtig für Jugendliche?

Trotzdem halten 75 % aller Mädchen und 65 % aller Jungen Familie für wichtig. Mehr als 75 % wollen Kinder, aber nur 4 % aller 16–25 jährigen und nur 7 % aller 22–25 jährigen haben Kinder (z.Z. 1,35 Kinder/Elternpaar), d.h. der Kinderwunsch entspricht nicht der Realität.

4. Jugendliche und Bildungsrisiko

Die PISA Studie zeigte im Jahr 2000, dass 23 % der 15-Jährigen in Deutschland das Lesen nur auf elementarem Niveau beherrschen. Das Bildungsrisiko ist stark vom Elternhaus abhängig. Ein hohes Bildungsrisiko haben Jugendliche wenn

a) sie ohne Bindung an das Elternhaus sind;
b) eine Trennung der Eltern vorliegt;
c) Konflikte mit Eltern gegeben sind.

Die Medien berichten von zunehmender Schulverdrossenheit, zunehmender Schulunlust und zunehmendem Schulschwänzen. Danach gehen nur ca. 1/3 der Schüler gerne in die Schule, ca. 3/4 der Studenten gehen gerne in die Universität. Ungern in die Schule gehen Hauptschüler doppelt so häufig wie Gymnasiasten. Ein entspanntes Verhältnis zur Schule haben eher Jugendliche aus der oberen sozialen Schicht. Schule spielt aber eine wichtige Rolle als soziales Netzwerk. Das Schulklima trägt entscheidend zum Schulerfolg bei. Andere wissenschaftliche Untersuchungen sowohl im nationalen als auch im internationalen Bereich zeigen, dass je höher der Bildungsabschluss ist, der angestrebt wird, desto optimistischer sind die Jugendlichen, d.h. Gymnasiasten sind am optimistischsten. Ein positives Verhältnis zum Elternhaus korreliert mit optimistischer Einstellung zur Schule. Für die Perspektiven der Jugendlichen sind danach ihre soziale Integration und ihre Position im Bildungssystem von ausschlaggebender Bedeutung. Gerade während der Zeit des Heranwachsens ist es wichtig, dem Jugendlichen Möglichkeiten zu geben, Selbst- und Selbstwertgefühl zu entwickeln. Während dieser Zeit soll er Fähigkeiten entwickeln, Kontakt aufzunehmen und Beziehungen einzugehen sowie Bildung und berufliche Kompetenz erwerben. Ohne Entwicklung dieser Fähigkeiten ist ein hohes Risiko für mangelnde Perspektiven gegeben.

5. Zusammenfassung

Nach den Ergebnissen der PISA Studie ist unsere Jugend z.Z. nicht gerüstet, den technischen Vorsprung und den Wissensvorsprung gegenüber anderen Ländern zu halten. Die Stärke unseres Landes liegt aber im „knowhow", dazu brauchen wir die Jugend. Wir müssen eine Einstellung des „wir brauchen euch" entwickeln, denn eine Gesellschaft entwickelt sich nur mit Jugend weiter, d.h. Reformen für Entwicklung erfordern entscheidende strukturelle Veränderungen in den Schwerpunkten Familie und Bildungssystem.

Jenseits von Leistung und Erfolg – was macht mich glücklich?

Annette Mund

Jeder Mensch möchte glücklich sein. Es gibt kaum einen Wunsch, der über diesem steht. Und es scheint auch so einfach zu sein. In jeder Fernsehserie bekommen die Guten das, was sie sich wünschen und die Bösen werden bestraft. Jede Frau findet letztendlich ihren wahren Prinzen und lebt mit ihm glücklich und zufrieden. Auch wenn heute nicht mehr unbedingt von einem ganzen gemeinsamen Leben ausgegangen wird, so scheint das Glück doch stets in greifbarer Nähe zu sein. Und irgendwie ist ja auch jeder Mensch der Meinung, dass ihm Glück zustehe und Unglück eine nicht zu verstehende Ungerechtigkeit bedeute.

Schnell vergisst man dabei, dass Glück nur zusammen mit seinem Gegenstück, dem Unglück, bestehen kann. Denn wie Licht und Schatten, Helligkeit und Dunkelheit, Gut und Böse, Gott und Teufel zusammen gehören, so kann es auch kein Glück ohne Unglück geben.

Leider scheint das Unglück in der Welt zu überwiegen. Überall trifft man darauf. Nichts scheint so häufig aufzutreten wie Leid und Schmerz. Und das macht Angst. Niemand möchte leiden, möchte krank sein, möchte unglücklich sein oder dem Unglück begegnen. Jeder möchte glücklich sein, jeder sucht sein Glück. Bedenkt man den Zusammenhang von „suchen“ und „Sucht“, so wird die vielbeschworene Glücks-Sucht verständlich. Wir sind süchtig nach Glück, jagen ihm hinterher und finden es doch – seltsamer Weise nicht oder doch nur selten. Was also kann man tun? Wie findet man das Glück, und – hat man es einmal gefunden – kann man es konservieren und, noch besser: weitergeben?

Wenden wir uns erst einmal dem Thema zu: Jenseits von Leistung und Erfolg – was macht mich glücklich:

Sofort fällt die Vielzahl der zu beachtenden Einzelthemen ins Auge: Was bedeutet jenseits? Ist es die andere Seite von diesseits, oder bedeutet es ein über etwas hinaus Gehendes? Und was ist Leistung, wie begreift man Erfolg? Des Weiteren: welche Rolle spielt das Ich in diesem Zusammenhang, warum besteht die seltsame Form des Passiven – was macht mich glücklich? Kann nicht jeder Mensch, ja muss er nicht sogar selber etwas für sein Glück tun, oder reicht es, wenn ihn etwas glücklich macht und er dabei passiv bleibt? Und dann, die letzte, die große Frage: was ist Glück?

All das sind Themen, über die man im Einzelnen ganze Bücherbände füllen könnte. Hier aber sind sie zu einem Gesamtthema vereint, das auf die kurze Formel von: Mein Glück – wie? gebracht werden kann. Da Glück aber immer individuell ist, schrumpft das Thema auf die noch kürzere Form: Glück – wie? zusammen.

Die Klärung aller vorherigen Themen sind Schritte auf dem Weg des Verständnisses dieser einfachen Formel: glücklich sein – wie?

In einem ersten Schritt soll die Frage geklärt werden, was „jenseits" bedeutet. Schreibt man das Wort groß, so ist sofort klar, was gemeint ist. Das Jenseits ist das überirdische Reich, das Reich der Toten, das Himmelreich. Es ist der Bereich, der scharf und eindeutig von der Welt der Lebenden getrennt ist. Und zwar durch den Tod. Nur durch ihn kommt der Mensch, sofern er gläubig ist, dorthin.

Schreibt man das Wort klein, ist der Fall etwas anders. Jenseits meint zuerst die andere Seite von diesseits. Also gibt es auch hier eine Trennung. Im Wörterbuch des Christentums wird der Begriff „auf jener Seite" als allgemeiner Begriff für die Lehren von einem „anderen Seinszustand"[1] gefasst. Lässt man die christliche Färbung der Worte beiseite, bleibt der Begriff des anderen Seinszustandes. Jenseits von Leistung und Erfolg bedeutet demnach, im anderen Seinszustand sein, auf der anderen Seite von beidem.

Was aber ist die andere Seite? Leistungsverweigerung und Erfolglosigkeit? Oder die einfache Abwesenheit beider Dinge? Also bloßes karges Leben?

Nicht leicht zu beantworten, wenn nicht zuvor geklärt werden konnte, was die Begriffe von Leistung und Erfolg beinhalten.

Hinzu kommt, dass „jenseits" auch „darüber hinaus" und sogar „außerhalb von" bedeuten kann. Es scheint, als lägen hier die für das Thema passenden Wortfüllungen. Gesucht wird nicht das Gegenteil von „diesseits", sondern gesucht wird der Bereich, der über das landläufige Verständnis von Leistung und Erfolg hinaus geht, der außerhalb von beiden liegt.

Was aber ist Leistung? Das Verb „leisten" kommt aus dem gotischen „laistjan", was unter anderem „fuszstapfe" (Fußstapfen) bedeutet und aus dem altgermanischen „laestan", was die Bedeutung von „eine Spur

---

[1] Drehsen, V., Häring, H., Kuschel, K,-J., Siemers, H. (Hrsg.) Wörterbuch des Christentums, Orbis. München 2001

betreten, jemandem folgen“ bedeutet. Im Althochdeutschen und Mittelhochdeutschen „hat der begriff sich abstract gewendet, indem er das befolgen oder thun dessen, was einem als eine schuldigkeit vorgeschrieben oder auferlegt ist, bezeichnet.“ So die Gebrüder Grimm in ihrem Wörterbuch.[2] Ein Gebot verfolgen und ausführen, ein Versprechen erfüllen, eine Pflicht tun – so wie es das mittelhochdeutsche Lexikon beschreibt[3], all dies beweist die Zuordnung des Begriffs der Leistung zur Sphäre der Gesellschaft. Es handelt sich nicht um eine Sache, die nur den Einzelnen etwas angeht, sondern Leistung bezeichnet, zumindest damals, eine Pflicht, die ein Individuum gegenüber der Gesellschaft zu erbringen hat.
In der heutigen Definition von Leistung ist dieser Aspekt ebenfalls zu finden, aber die Füllung der Begriffe Pflicht und Gebot fällt schwer. Heute bedeutet Leistung die Ausführung einer gezielten Handlung, die zu einem Ergebnis führt. Nun ist damit nicht jede nur denkbare Handlung gemeint. Wenn ich Hunger verspüre und damit dieser verschwindet, eine Gabel voller Makkaroni zum Mund führe, ist das eine gezielte Handlung, die zum Ergebnis der Sättigung führt, wenn ich diese Handlung oft genug vornehme. Niemand wird jedoch bei dieser Handlung von einer Leistung sprechen. Es sei denn, ich konnte diese Handlung zuvor nicht ausführen, weil ich erkrankt war oder es mir aus einem anderen Grund bis dahin prinzipiell unmöglich war. Dann könnte man von einer Leistung sprechen. Was also ist Leistung?

Im naturwissenschaftlichen Bereich kann man bestimmten Maschinen, Vorgängen, Apparaten eine genaue typenspezifische Leistung zuordnen. In der Physik wird die Leistung errechnet, in dem man Arbeit durch Zeit teilt und dieses Ergebnis in Watt oder Joule darstellt. Im menschlichen Bereich kann man diese Definition nicht anwenden, denn hier sind alle Faktoren individuell. Was für den Einen Arbeit ist, kann für den Anderen Vergnügen bedeuten. Und wie viel Zeit eine Person zur Erledigung einer Sache braucht, kann für eine andere Person ganz unwesentlich sein, da sie von anderen Grundbedingungen ausgeht.
Der Aspekt der Individualität kommt also ins Spiel. Wenn ein Mensch etwas macht, tut, vollbringt, ist das dann eine Leistung? Nein, denn leisten

---

[2] Grimm, Jacob, Grimm, Wilhelm. Jacob Grimm‘s und Wilhelm Grimm‘s Wörterbuch. Leipzig 1885

[3] Lexer, M., Mittelhochdeutsches Taschenwörterbuch. Hirzel. Stuttgart 1979

und leiden liegen eng beieinander. Nur wenn der Mensch etwas tut, macht, vollbringt, das für ihn schwer ist, dessen Ziel als Markierung auf der Meßlatte höher liegt als das, was er normalerweise tut, kann man von Leistung sprechen. Leistung beinhaltet Arbeit, Mühe und Anstrengung. Das Erreichen eines nicht so einfach zu erlangenden Zieles. Wer aber setzt das Ziel und die dazu gehörige Meßlatte fest? Die Gesellschaft.
Nun gibt es nicht nur eine Gesellschaft. Jeder Mensch hat seine eigene. Die Umwelt eines jeden Menschen ist seine eigene Gesellschaft. Eltern und Familie sind die erste Gesellschaft des Kindes, Kindergarten und später Schule stellen eine erweiterte und teilweise gänzlich neue Gesellschaft dar. Wieder anders wird es im Ausbildungs- und Arbeitsleben. Die einzelnen Formen der Gesellschaft liegen wie Ringe ineinander. Ändert sich das Lebensfeld des Menschen, wechselt er in den nächst höheren Ring – die Gesellschaft wandelt sich. Alle Gesellschaften zusammen bilden die deutsche, die hoffentlich irgendwann mit denen der Nachbarländer eine europäische bilden wird.
Jede Gesellschaft hat ihre eigenen Ziele. Die erste eines jeden Menschen, die Familie, setzt ihre Normen und Ziele fest. Als Leistung wird eingefordert, was über das hinaus geht, in ihr üblich ist und was sie, im Vergleich mit anderen Familien, als wesentlich zu erreichen glaubt. Stellt die Familie fest, dass ein Kind nicht das schafft, was es soll, so verlangt sie mehr Anstrengung vom Kind. Sie verlangt Leistung. Denn sie will sich mit anderen Familien messen. Will zeigen, dass sie genauso gut wie die anderen Familien ist, wenn nicht besser. Sie will zumindest normal, d.h. der Norm entsprechend sein. Und wer legt die Norm fest? Die nächste Form der Gesellschaft, in diesem Fall Nachbarschaft, Freunde, Bekannte.
Wenn diese Norm erreicht worden ist, so spricht die jeweilige Gesellschaft nicht von Leistung, sondern von adäquater Arbeit. Erst wenn der Mensch die Norm übererfüllt hat, wird eine Arbeit als Leistung definiert. Es wird von Erfolg gesprochen.
Erfolg kommt vom Mittelhochdeutschen „ervolgen, erreichen, erlangen". Der Begriff bezeichnete die Folge, das Ergebnis einer Handlung, die vom Täter billigend oder gewollt in Kauf genommen wurde. In der heutigen Zeit ist der Aspekt der Bewertung der vorgenommenen Handlung hinzu gekommen. Laut des Synonymwörterbuchs der Dudenreihe stellt der Begriff „Resultat" eine Sinnverwandtschaft zum Begriff „Erfolg" dar[4].

---

[4] Synonymwörterbuch, Dudenreihe. Mannheim 2004

Diese Verwandtschaft ist jedoch begrenzt, denn das Ergebnis einer Handlung, die reine Folge, stellt noch keinen Erfolg dar. Erfolg setzt eine besondere Anstrengung, eine Mühe voraus, die dann von der Gesellschaft anerkannt und positiv bewertet wird.
In wirtschaftlicher Hinsicht wird ein erreichtes Ergebnis zum Erfolg, wenn der Unterschied zwischen Ertrag und dazu aufgewendeter Zeit positiv bilanziert werden kann, d.h. wenn im Verhältnis zum Zeitaufwand das Ergebnis deutlich positiv bewertet werden kann.
Auf den Bereich der allgemeinen Tätigkeit ausgedehnt bedeutet Erfolg demnach die gesellschaftliche Anerkennung und positive Bewertung einer besonderen Leistung. Erst durch Erfolg wird Arbeit zur Leistung. Strengt ein Kind sich in der Schule sehr an, arbeitet mehr als andere und ist trotzdem nicht erfolgreich, so wird seine Arbeit nicht als Leistung anerkannt. Vielleicht als Bemühung, als dokumentierter guter Wille, aber nicht als Leistung.

Nach dieser Klärung der Begriffe kann der erste Halbsatz des Themas nun neu definiert werden: Was geht über den Bereich von gesellschaftlich anerkannter mühevoller Arbeit und ihrer Belohnung durch die Vergabe des Titels „Erfolg“ hinaus – und hier folgt der zweite Halbsatz – und was macht mich glücklich?

Um über den Bereich der gesellschaftlichen Bewertung hinausgehen zu können, muss sich der Mensch als ein Wesen begreifen, das getrennt von der Gesellschaft existiert, aber nicht zu ihr in Feindschaft steht. Er muss die Regeln der Gesellschaft kennen, überdenken und kritisch abwägen, darf sich aber nicht von ihnen kritiklos leiten lassen. Dazu braucht der Mensch Abstand von der ihn umgebenden Um-Welt/Gesellschaft. Erst eine kritische Distanz zu einer Sache macht ihre Bewertung möglich. Und das auch nur dann, wenn derjenige, der bewerten möchte, weiß, wer er ist. Wenn er sich seiner Person sicher ist, selbst-bewusst ist und so einen Standpunkt zur Bewertung einnehmen kann.
Der Bereich, der über die gesellschaftliche Bewertung und ihrer Belohnung hinaus geht, ist der Bereich des Individuellen, der Einzelperson. Hier ist der Raum des Ich. Hier lebt das Ich, das Persönliche der Person, der einzelne Mensch. Tauscht man nun diese Definition im ersten Halbsatz aus, so lautet das ganze Thema: Ich – was macht mich glücklich?
Nun muss sofort klar gestellt werden, dass es sich hier nicht um das

narzisstische Ich, um ein um sich selbst kreisendes Ego handelt. Das hier gemeinte Ich stellt ein sich selbst bewusstes Individuum dar, das seine eigenen Stärken und Schwächen kennt, sich seines Wertes und Platzes im Leben bewusst ist und sich daher weder über- noch unterbewertet. Das hier gemeinte Ich bewertet sich selbst in Abstimmung zur Gesellschaft, d.h. es prüft die Regeln und Normen der Gesellschaft und nimmt sie an oder lehnt sie ab. Es findet keine einfache Übernahme gesellschaftlich akzeptierter Normen statt, aber auch keine absolute Ablehnung. Der Mensch ist ein geselliges Lebewesen, das als einzelnes sehr leicht verwundbar ist. Es ergibt sich aus der Personalität des Einzelnen, dass der Mensch sich mit zumindest einer anderen Person vergesellschaften möchte. Alleine zu sein macht ihm Angst. Er sucht daher die Gesellschaft. Da er aber gleichzeitig die übermäßige Macht der Gesellschaft fürchtet, die ihn in seiner Individualität auslöschen kann, bleibt er zu ihr auf Distanz. Er stellt nach gedanklicher Prüfung und Beleuchtung der verschiedenen Aspekte seine eigenen Normen auf. Nach ihnen richtet er sich. Und fragt dann: was macht mich glücklich?

Das Wort „Glück" leitet sich aus dem Mittelhochdeutschen ab und ist auch erst seit dieser Zeit bezeugt. Die Herkunft des Wortes ist unsicher, von allen Ableitungen überzeugte die Gebrüder Grimm, die allein zu diesem Stichwort 27 Seiten ihres deutschen Wörterbuches druckten, keine. „G(e)lücke" bedeutete Geschick, Schicksalsmacht, Zufall, günstiger Ausgang. Seit dem 17. Jahrhundert liegt der Schwerpunkt der Bedeutung des Wortes auf „Gelingen". Mit der indogermanischen Wurzel „leng-" die biegen, zubiegen, die germanische Sippe zuziehen, bedeutet, und der zweiten Bedeutung von „leng" = leuchten, glänzen[5], lässt sich Glück als etwas, das Leuchtendes zubiegt, beschreiben. Glanz, der in eine bestimmte Richtung, auf die Sippe hin, (um)geleitet wird.

Die Definition des aktuellen Brockhaus lautet[6]: „Glück" ist ein „auf der Erfüllung ideeller oder materieller Wünsche beruhender Gemütszustand der inneren Befriedigung, frohen Zufriedenheit und Hochstimmung".

Die Europäische Enzyklopädie zu Philosophie und Wissenschaft beschreibt Glückseligkeit als „die dauernde, durch Tätigkeit erzeugte Übereinstimmung des Individuums mit seiner Vernunft und seiner natürlichen und sozialen Umwelt".[7]

---

[5] Grimm, J. und Grimm, W., a.a.O.

[6] Brockhaus Wahrig. Deutsches Wörterbuch 1981

Nimmt man diese beiden Definitionen zusammen, so ist Glück ein innerer Zustand froher Stimmung, ausgelöst durch gelungene Tätigkeit, die den Menschen mit sich und seiner Umwelt in Einklang versetzt.
Diese Beschreibung führt zur Frage, in wie weit Glück aus Passivität oder Aktivität geboren wird. Die Frage: was macht mich glücklich? scheint auf die Möglichkeit der Erreichung des Ziels trotz Passivität hinzudeuten. Ebenso Sprichwörter wie „Geld allein macht nicht glücklich".[8] Betonung der Aktivität hingegen findet man in dem Sprichwort: „Der Mensch ist seines Glückes Schmied."
Es scheint so zu sein, dass Glück sich einstellt, jedoch nicht angefordert werden kann. Der Mensch kann alles tun, was er meint, dass er tun soll um glücklich zu werden, aber er wird es dennoch nicht unbedingt. Irgendetwas fehlt. Und doch kann man nicht erwarten glücklich zu werden, wenn man nichts dazu tut. Hier klafft also eine Lücke, die gefüllt werden muss. Glück ist ein Zustand, der nur kurz andauert. Niemand wird von sich sagen können, dass er immer, zu jeder Tages- und Nachtzeit, sein Leben lang, glücklich war. Eventuell kann man, in der Rückschau eines Lebensabschnittes sagen, dass man zu dieser oder jener Zeit ein zufriedenes Leben gehabt hat, aber ein glückliches? Wohl hatte man glückliche Momente. Aber hauptsächlich bestand das Leben aus zufriedenen Momenten. Und selbst das werden nicht alle Menschen behaupten können. Denn Zufriedenheit zu leben ist auch eine Kunst, die erlernt werden muss. Sie stellt den Untergrund dar, auf den das Glück sich (kurzzeitig) ansiedeln kann.
Was also ist Zufriedenheit und worin unterscheidet sie sich von Glück?
Zufriedenheit beinhaltet das Wort Frieden und meint einen Seinszustand der Ruhe und Ausgeglichenheit, einen Zustand, der einen längeren Zeitraum andauert. Ein Mensch ist zufrieden, wenn er mit sich und der Umwelt im Reinen ist, wenn er an dem Platz im Leben, an dem er steht, in Ruhe, ohne starke innere und äußere Anfeindungen, sein darf, wie er ist.
Um diesen Zustand zu erreichen, müssen Bedingungen erfüllt sein. Erste Bedingung ist das Selbst-Bewusstsein des Menschen, wer er ist, was er möchte, was er kann.

---

[7] Sandkühler, H. J., Europäische Enzyklopädie zu Philosophie und Wissenschaft. Meiner 1990

[8] „Es stimmt, dass Geld nicht glücklich macht. Allerdings meint man damit das Geld der anderen." George Bernhard Shaw; „Geld allein macht nicht glücklich. Es gehören auch noch Aktien, Gold und Grundstücke dazu." Danny Kaye

Die Frage nach dem „wer bin ich“ beschäftigt den Menschen oft sein Leben lang; der Höhepunkt dieser gedanklichen Auseinandersetzung stellt sich gewöhnlicher Weise in der Pubertät ein. Danach nimmt das Interesse an dieser Frage vielfach ab. Dann gibt sich der Mensch mit dem zufrieden, was er in den Wochen und Monaten der Pubertät über sich herausgefunden hat. Meist ist das nicht umfassend, sondern betrifft vielfach nur den Bereich der Triebe, Wünsche und Abneigungen.
Leider begnügt sich der Mensch damit oft. Er weiß, was er nicht möchte, weniger ist er sich darüber im Klaren, was er möchte und noch weniger, welche Rolle er selber bei der Erreichung dessen, was er möchte und was nicht, spielt. Er weiß nicht, wie seine Um-Welt beschaffen ist, wie es um seine eigenen Fähigkeiten bestellt ist und in welche Gesellschaft er sich begeben sollte, damit er einen Zustand der Zufriedenheit erreichen kann.
Jeder Mensch kann in seinem Leben, seiner Um-Welt, das erreichen was er möchte, so lange er alle Bedingungen seiner Person und die seiner Um-Welt kennt, richtig einschätzt, beide Sphären vergleicht, ein Ziel aufstellt und dann darauf hinarbeitet. Wenn der Mensch aber nur weiß, was er nicht möchte, sein Wünschen und Wollen sich aber im Bereich des Nebelhaften, Unklaren, Zukünftigen befindet, wird er auf dem Weg hin zum Glück nicht weiterkommen. Denn das Wissen, was der Mensch will, stellt sich erst in der Auseinandersetzung mit der Möglichkeit des Erreichbaren ein.
Der Mensch kann nur dann Zufriedenheit oder gar Glück erreichen, wenn er die Latte dessen, was er erreichen möchte, nicht zu hoch legt. Ein Finanzbeamter sollte nicht unbedingt versuchen, seine Zufriedenheit nur durch ein umfassendes Verständnis der Quantenphysik zu erreichen und eine Frau mit Sprachschwierigkeiten muss ihr Lebensglück nicht von einem Auftritt im TV abhängig machen. Jede Schwäche wird durch eine Stärke ausgeglichen, aber eine willentliche unbedingte Überwindung von bekannten Schwächen bringt nicht unbedingt Zufriedenheit. Der Spruch des deutsch-amerikanischen Theologen Reinhold Niebuhr fällt in diesen Zusammenhang: „Gott, gib mir die Gelassenheit, Dinge hinzunehmen, die ich nicht ändern kann, den Mut, Dinge zu ändern, die ich ändern kann und die Weisheit, das eine vom andern zu unterscheiden.“[9] Und auch ein anderer Spruch passt hier her: „Auch eine Enttäuschung, wenn sie nur gründlich und endgültig ist, bedeutet einen Schritt vorwärts.“ (Max Planck). Die Abstimmung zwischen Tun und Unterlassen, das Wissen vom eigenen

---

[9] www.zitate.net

Können und Nichtkönnen, die Verstärkung dessen, was der Mensch kann, bringt ihn in Einklang mit sich selbst.

Oft genug wartet der Mensch nur darauf, dass ein anderer für ihn Zufriedenheit geschehen lässt, Glück Wirklichkeit werden lässt. „Komm, mach mich glücklich!" sind Worte, die oft genug an einen anderen Menschen gerichtet sind. Der Mensch erwartet vom anderen die Erfüllung der eigenen Wünsche und Bedürfnisse. Geschieht die Erfüllung nicht, so wird der Mensch unzufrieden. Er vergleicht seine Situation, sein Leben mit seinem Wunschbild und findet das Leben ungerecht, den Anderen nur mit sich selbst beschäftigt und seine eigenen Erwartungen schwer enttäuscht. Der Mensch begreift nicht, dass Erwartungen vergeudete Zeit bedeuten, denn erwarten heißt Warten, Untätigsein, Nichtstun. Erwarten heißt, sein Leben nicht in die eigenen Hände zu nehmen, sondern es einem Anderen überlassen. Ihn agieren zu lassen, um selber nur zu reagieren. Bedeutet passiv zu sein, während der andere aktiv sein soll.

Und das kann keine Zufriedenheit schaffen, denn Zufriedenheit ist der Seinszustand des Einssein mit sich und der Umwelt. Und wer passiv ist und wartet, bildet keine Einheit mit der Umwelt, da er in die Zukunft lebt. Auf den Zeitpunkt der Erfüllung seiner Wünsche hin. Und nicht in der Gegenwart des Jetzt und Hier. Lebt nicht in Frieden mit sich. Findet keine Zufriedenheit.

Der dänische Philosoph Sören Aabye Kierkegaard schrieb einmal, dass Vergleichen das Ende des Glücks und den Anfang der Unzufriedenheit bedeutet.[10] Glück ist also mit Zufriedenheit gepaart, bedeutet jedoch nicht dasselbe. Aber nur wenn Zufriedenheit das Grundgefühl des Lebens darstellt, kann daraus Glück werden.

Nach all dem stellt sich also heraus, dass der Mensch sich selbst von der Gesellschaft als getrennt, aber nicht in Feindschaft zu ihr sehen soll. Er soll sich überlegen, wer er ist, was er kann, was er nicht kann und wo er in seinem Leben hinmöchte. Hat er all das bedacht, wird er feststellen, ob er zufrieden ist, d.h. er wird erkennen, ob er auf einem Platz im Leben steht, auf dem er mit sich und der Um-Welt im Einklang leben kann, oder nicht. Muss er dies verneinen, so bleibt nur der erneute Weg der Selbstkritik.

---

[10] www.zitate.net

1. Habe ich mir meine Schwächen und Fähigkeiten deutlich ins Bewusstsein gerufen? Habe ich weder bei der einen, noch bei der anderen Seite übertrieben? Habe ich meine Schwächen übertrieben und meine Stärken kleingeredet (oder anders herum)? War ich ehrlich?
2. Weiß ich, was ich möchte, was ich nicht möchte? Habe ich Ziele, oder lasse ich mein Leben als eine Kette von zufälligen, von mir nicht zu beeinflussenden Geschehnissen ablaufen?
3. Wie ist meine Umwelt beschaffen? Möchte ich in dieser Um-Welt/ Gesellschaft leben, oder muss ich mir eine neue, andere aufbauen?
4. Lasse ich meine Umwelt über meine Ziele und Hoffnungen im Unklaren, oder äußere ich, was ich möchte? Nehme ich mein Leben selbst in die Hand – in dem ich bestimme, was ich möchte, auch gegenüber sogenannten Autoritäten (Mütter, Väter, Lehrer, Arbeitskollegen etc.)?
5. Bin ich gerecht in der Bewertung meiner Person und der Umwelt oder neige ich zum Narzisst oder zum Misanthropen? Bin ich also ehrlich mit mir, auch wenn es weh tut?

Hat der Mensch alle Fragen wahrheitsgemäß beantwortet und die Begradigung der Dinge in Angriff genommen, die „schief“ waren, hat er eine Basis gebaut, auf der er von nun an stehen kann. Zufriedenheit kann sich einstellen. Und dann kann man glücklich werden.
Was bedeutet glücklich sein nun? Es bedeutet so zu leben, dass Momente des Glücks sich einstellen können.
Und was ist nun Glück? Glück ist die völlige Übereinstimmung der eigenen Person mit der Um-Welt, der Zeit, dem Raum. Glück ist die Auflösung aller Ängste und Verwirrungen, das klare Sein im Hier und Jetzt. Glück bedeutet die Aufhebung der Grenzen zwischen eigener Person und der Welt, die alles umgibt.
Daher ist Glück kurzlebig. Es handelt sich um seltene Momente, die intensiv gelebt und erfahren werden sollen. Um Momente, die jeder Mensch genießen sollte, ohne sich sein Glück durch falsche Gedanken stören oder verkürzen zu lassen. Niemand hat einen Anspruch auf Glück, aber alle Menschen haben das Recht darauf. Ob es sich allerdings ereignet, hängt von der Erfüllung der besprochenen Voraussetzungen ab. Und der Fähigkeit es zu erkennen, wenn es da ist.

Vielleicht ist das alles viel zu theoretisch. Glück ist eben etwas, das man nicht erzwingen, nicht schaffen kann. Man kann es suchen und auch

finden, aber nicht aktiv herbeiführen. Nur die Umstände kann man so einrichten, dass Glück sich einstellen kann.
Und wenn man glücklich ist, so sollte man es mit allen Fasern seines Herzens sein und die kurzen Momente reinen Glücks genießen.
Konservieren und weitergeben kann man Glück nicht, aber die Ahnung davon. Wer zufrieden ist und sein Leben aktiv in die eigenen Hände nimmt, kann immer wieder Momente des Glücks erleben und andere daran teilhaben lassen.

Teil 2

Hilfe durch Selbsthilfe

Mögen den Jugendlichen Flügel wachsen
Waltraud Polenz, Grußwort
Schirmherrin der Fachtagung
Schirmherrin der Bundesvereinigung SeHT

Selbsthilfe und Fachwelt
Dr. med. Hartmut Schirm
Arzt für Kinderheilkunde und Jugendmedizin
Akademie für Öffentliches Gesundheitswesen
Düsseldorf

Eltern werden Aktiv
Heidi Herrmann
betroffene Mutter, Erzieherin

Junge Betroffene zeigen Stärken (Kurzberichte)
Heidi Herrmann, s.o.
Hanna Klöver und Kristin Bauerfeind
Eva Hallerbach, Theaterpädagogin
Katja Ahlers, Theaterpädagogin
Dr. Katrin Brandel, Musik-Heilpädagogin

Erfahrungsberichte

So viele ADS'ler und dennoch…
Doris Schmitt

Super Leute! Fantastische Gemeinschaft!
Gabriele Couillez

Mögen den Jugendlichen Flügel wachsen

Waltraud Polenz

Es gibt Menschen, die sitzen zwischen allen Stühlen!
Sie scheinen weder für das „normale“ Berufsleben mit all seinem Stress und Druck geschaffen zu sein, noch passen all' die Angebote für sie, die unsere Gesellschaft für Behinderte bereit hält.
Weil sie ohne Hilfe, liebevolle und verständige Unterstützung nur schwer in der Lage wären, selbständig zu leben und ihr eigenes Glück zu finden, hat sich vor ca. 18 Jahren eine Gruppe von Eltern zusammengefunden, um ihren Kindern aus dem unbequemen Platz zwischen den Stühlen heraus zu helfen. Vor zehn Jahren entstand dann die Bundesvereinigung SeHT.

Die Selbsthilfegruppe SeHT gründet sich auf die Idee, dass Kinder und Jugendliche mit Teilleistungsschwächen ähnliche Probleme haben, sich im Leben zurechtzufinden, und dass der Erfahrungsaustausch untereinander hilft, Lösungswege zu finden, auf die man alleine nicht gekommen wäre. Außerdem stärkt der Gedanke, dass die eigenen Kinder mit ihren Schwächen nicht alleine sind, das Selbstbewusstsein und die Zuversicht, dieses Schicksal meistern zu können.
„Gemeinsam sind wir stark!“, oder besser: „Gemeinsam machen wir uns stark!“ Dieses Motto soll auch in den kommenden Jahren die Arbeit von SeHT beflügeln!

Wie sonst hätte man die vielen Fachtagungen organisieren können und sich und die Öffentlichkeit über den Stand wissenschaftlicher Erkenntnisse, pädagogischer Herangehensweisen oder medizinische Therapien informieren können?
Wie sonst hätte man Kontakte zu Menschen finden und Freundschaften mit ihnen schließen können, die gleiche Aufgaben bewältigen müssen wie man selbst?
Wie sonst hätte man schließlich darangehen können, das Verständnis der „normalen“ Öffentlichkeit für Menschen zu wecken, die eben anders sind als die meisten anderen?
Seit fünf Jahren verfolge und begleite ich als Schirmherrin die Arbeit von SeHT. Ich habe dabei viel gelernt und tue dies gern!

Besonders eindrucksvoll fand ich, neben manchen Eindrücken auf ihren Tagungen, den Aufbruch von einigen SeHT-Jugendlichen in das Abenteuer einer Radtour von Münster bis Freiburg. Wenn man sich als Eltern den Satz von Goethe zu Herzen nimmt, wonach man seinen Kindern für den späteren Lebensweg zweierlei mitgeben soll, nämlich Wurzeln und Flügel, dann haben diese Jugendlichen gezeigt, dass ihnen auch die Flügel gewachsen sind, um selbstständig ein solches Abenteuer anzugehen.

Nach so vielen Jahren kann SeHT eine gute Bilanz ziehen. Es muss freilich immer eine Zwischenbilanz bleiben. Denn inzwischen sind neue Kinder geboren, die nicht in allen Bereichen den Anforderungen der modernen Gesellschaft entsprechen. Sie brauchen die gleiche fördernde Unterstützung, wie sie diejenigen erfahren haben, die jetzt voller Selbstbewusstsein in die Radtour ihres Lebens aufgebrochen sind.
Diesen Übergang zu meistern, neue Eltern aufzunehmen, auch deren Ideen zuzulassen, das wird die Herausforderung für SeHT in den nächsten Jahren sein.
Ich wünsche uns dabei viel Erfolg!

Selbsthilfe und Fachwelt

Hartmut Schirm

Was ist Selbsthilfe?

Die individuelle Laien-Selbsthilfe ist die weit verbreiteste Form der Erstversorgung bei Krankheiten und Störungen: das Pflaster bei Schnittwunden, der Lindenblütentee zum Schwitzen bei Erkältungen, das tröstende Gespräch mit der Mutter bei Misserfolgen in der Schule oder die Essig-Mullbinde bei Verstauchungen. Auch die in unseren Zeiten immer mehr akzeptierten präventiven Verhaltensweisen (mehr Bewegung, bewussteres Essen, regelmäßige Zahnpflege) sind individuelle Selbsthilfeformen, deren Kenntnis und Auswirkungen ein wesentlicher Bestandteil der sog. Gesundheitsförderung darstellt und im Elternhaus und in den Gemeinschaftseinrichtungen wie Kindergarten oder Schule erlernt und geübt werden soll. Individuelle Selbsthilfe ist dem Gesundheitssystem vorgeschaltet, aber im institutionellen Sinne kein Bestandteil des Versorgungssystems. Etwas anders verhält es sich bei Selbsthilfegruppen.

Selbsthilfegruppen

Eine von den Spitzenverbänden der Krankenkassen und der Deutschen Arbeitsgemeinschaft Selbsthilfegruppen gemeinsam veröffentlichte Definition listet folgende Merkmale auf (1)[1]:

- Selbsthilfegruppen sind freiwillige Zusammenschlüsse von Menschen auf örtlicher oder regionaler Ebene, deren Aktivitäten sich auf die gemeinsame Bewältigung von Krankheiten und/oder psychischen Problemen richten, von denen sie entweder selbst oder als Angehörige betroffen sind.
- Sie wollen mit ihrer Arbeit keinen Gewinn erwirtschaften. Ihr Ziel ist eine Veränderung ihrer persönlichen Lebensumstände und häufig auch ein Hineinwirken in ihr soziales und politisches Umfeld.
- Gleichstellung aller Mitglieder, gegenseitige Hilfe, gemeinsames Gespräch sowie regelmäßige Gruppenarbeit kennzeichnen die Selbsthilfegruppe.

---

[1] Literaturangaben siehe am Ende dieses Beitrages

- Geleitet werden sie in der Regel nicht von professionellen Helfern (z.B. Ärzten, Therapeuten); manche ziehen jedoch gelegentlich Experten zur Beantwortung bestimmter Fragestellungen hinzu.

In Deutschland, so wird in der Fachliteratur geschätzt (2), gibt es ca. 70.000 bis 100.000 Selbsthilfegruppen zu fast jedem gesundheitlichen und sozialen Themenbereich. Ihnen gehören etwa drei Millionen Mitglieder an. Das sind ca. 5 % der erwachsenen Bevölkerung der Bundesrepublik. Es ist aus diesen epidemiologischen Daten heraus verständlich, dass die organisierten Selbsthilfegruppen inzwischen auch vom Gesetzgeber als „Stimme der Patienten" zur Beratung und Umsetzung von Gesundheitszielen innerhalb des Gesundheitswesens hinzugezogen werden (z.B. § 140f SGBV).
Das Interesse der Bevölkerung an einer Mitarbeit liegt jedoch nach neueren Untersuchungen wesentlich höher, so dass durch entsprechende Vernetzung und Öffentlichkeitsarbeit eine niedrigschwellige Zugangsmöglichkeit erreicht werden kann. Dazu helfen auch die verschiedenen Dachorganisationen mit, z.B. das Kindernetzwerk, das fast zu jeder Krankheit oder Störung im Kindesalter die Adressen und Informationsangebote der entsprechenden Selbsthilfegruppen zur Verfügung stellt (2.000 Erkrankungen und Behinderungen, 90.000 Adressen, darunter auch die von SeHT (www.kindernetzwerk.de), oder die Nationale Kontakt- und Informationsstelle zur Anregung und Unterstützung von Selbsthilfegruppen (NAKOS: www.nakos.de)

Typen von Selbsthilfegruppen

Selbsthilfegruppen lassen sich grob in drei Grundtypen einteilen, wobei jedoch häufig Überschneidungen in der Realität vorgefunden werden (2). Den größten Anteil an Selbsthilfegruppen stellen die Gruppen der Betroffenen dar, z.B. bei Krebs, Diabetes, chronischen Schmerzen, bei Alleinerziehenden, Seniorinnen und Senioren, bei chronischen Ängsten oder Depressionen und bei Problemen mit Alkohol oder Spielsucht (anonyme Gruppen). Eine zweite Typ-Gruppe bilden die Angehörigenselbsthilfegruppen bei chronisch Kranken, psychisch Kranken oder Suchtkranken. Die dritte Typ-Gruppe bilden die gemischten Selbsthilfegruppen von Betroffenen und Angehörigen, zu denen auch SeHT zu zählen ist.

Es sind überwiegend Frauen, die die Arbeit in den Selbsthilfegruppen tragen und auch Hilfe suchen (außer im Suchtbereich). Das Vorurteil, dass Selbsthilfegruppen überwiegend von der sozialen Mittel- und Oberschicht getragen werden, hat sich in neueren Studien nicht nachweisen lassen, d.h. die Selbsthilfegruppen stehen allen Bevölkerungsschichten offen.

Unterstützungsangebote

Die fachliche Beratung steht bei den Unterstützungsangeboten deutlich im Vordergrund, gefolgt von Organisationshilfen, Fortbildungsangeboten und Medienerstellung. Nicht zu unterschätzen ist die Lobbyarbeit, die von über 40 % der Selbsthilfeorganisationen angeboten wird. Ein wesentliches Kennzeichen von Selbsthilfegruppen ist weiterhin, dass das Hilfe- und Unterstützungsangebot auch Nicht-Mitgliedern offen steht.

Die schon erwähnte Gleichbehandlung aller Gruppenmitglieder, die auf die individuelle Situation und den Hilfesuchenden angepasste Beratung, die Erfahrung anderer mit der Organisation des Alltags oder der Integration in die psychosoziale Umwelt sind Leistungen, die von den professionellen Helfern im Gesundheitswesen nicht oder nur bruchstückhaft geleistet werden können. Die angesichts der immer teurer werdenden fachlichen Leistungserbringer immer wieder gestellten Fragen nach der Effizienz derartiger Gruppen (Effizienz = Wirkung und Kosten) ist in einigen Untersuchungen bereits bestätigt worden.

Fachwelt und Selbsthilfe

Die Ärzteschaft, so kann aus eigener Erfahrung berichtet werden, stand in den Entstehungsjahren der Eltern-Selbsthilfegruppen (um 1970) diesen zunächst sehr kritisch gegenüber, da das hierarchisch geprägte Gefälle zwischen Patient (einschließlich der Eltern) und Arzt oft empfindlich gestört wurde. Dies hat sich inzwischen deutlich geändert: gerade in der Arbeit bei Kindern und Jugendlichen mit chronischen Krankheiten, Behinderungen oder Störungen ist die Zusammenarbeit mit entsprechenden Selbsthilfegruppen ein Vorteil bei der Behandlung und Rehabilitation. Die Lerneffekte zwischen professionellen Helfern und Laien sind unübersehbar vorhanden, beide ziehen aus dem Wissen der anderen Seite Gewinn. Daher wird den Selbsthilfegruppen im Gesundheitssystem immer mehr Aufmerksamkeit geschenkt und auch für finanzielle und logistische Unterstützung über Krankenkassen, Kommunen und Medien gesorgt. Auch als Forschungsgebiet hat die Selbsthilfebewegung die Aufmerksamkeit der medizinischen Soziologie (Public Health) auf sich gezogen.

Zusammenfassend sollen die Erfolge von Selbsthilfearbeit herausgestellt werden. Selbsthilfegruppen

1. stärken die Eigenverantwortung der Betroffenen und ihrer Angehörigen
2. fördern die „Teilnahme" kranker, behinderter oder gestörter Menschen am gesellschaftlichen Leben
3. sind Mahner bei Schwächen und Lücken im professionellen System
4. vermitteln ein wertvolles Erfahrungswissen von Betroffenen an Betroffene und die Fachwelt und
5. stellen eine wesentliche und wertvolle Erweiterung der gesundheitlichen Versorgung dar.

Die Bundesvereinigung SeHT e.V. ist ein gelungenes Beispiel für die Umsetzung der Ziele von Selbsthilfegruppen. Sie ist jetzt zehn Jahre alt geworden, aber das ist doch noch kein Alter.

Literatur

1. DAG SHG e.V. (Hrsg.) (2000). Gemeinsame und einheitliche Grundsätze der Spitzenverbände der Krankenkassen zur Förderung der Selbsthilfe gemäß § 20 Abs. 4 SGB V. Selbsthilfegruppenjahr 2000. Gießen: Eigenverlag
2. Hundertmark-Mayser, J., Möller, B. (2004). Selbsthilfe im Gesundheitsbereich. Gesundheitsberichterstattung des Bundes, Heft 23. Berlin: Robert-Koch-Institut.
3. Thiel, W. (2005). Selbsthilfegruppen – Wissenswertes für Eltern. NAKOS, www.nakos.de

Eltern werden aktiv

Heidi Herrmann

Welche unterstützende Hilfen für den Einzelnen kann eine Selbsthilfegruppe anbieten? Am Beispiel der Bundesvereinigung „**SeHT Se**lbständigkeits**H**ilfe bei **T**eilleistungsschwächen“ möchte ich diese Frage beantworten. Besonders soll das Konzept zur Förderung der betroffenen Kinder, Jugendlichen und jungen Erwachsenen Beachtung finden, das seit fast 20 Jahren mit Erfolg praktiziert wird.

1. Visionen der Eltern

Es war vor 18 Jahren. Töchter und Söhne waren erwachsen. Ihre Eltern versuchten nach Beendigung der Schulzeit, gemeinsam mit ihnen einen Weg in die Arbeitswelt und in die Eigenständigkeit zu finden. Doch stießen sie an gesellschaftliche Grenzen, die es zu überwinden galt.

Die Eltern wollten Anwalt, eine Lobby sein für ihre Kinder, Jugendlichen und Erwachsenen mit Teilleistungsschwächen – ADHS. Es wurde ihnen klar, dass ein Einzelner wenig erreichen kann. Deshalb schlossen sie sich zusammen und gründeten die Vereinigung SeHT. Bis heute kamen zwei Landesvereinigungen hinzu, sowie einige Stadt-/Kreisvereinigungen und Gesprächskreise. Vor zehn Jahren wurde die Bundesvereinigung gegründet.

Der Austausch unter den Eltern zeigte Parallelen in der Entwicklung der Kinder und Jugendlichen. Viele Auffälligkeiten wurden weder im Kindergarten noch in der Schulzeit erkannt bzw. ernst genommen. Es fiel den Eltern schwer, das Verhalten der Heranwachsenden Außenstehenden zu erklären, denn meist wurde verharmlost, vertröstet oder es wurden gutgemeinte Ratschläge erteilt: „Mein Kind hat das auch“ oder „Warten Sie ab, es ist halt ein Spätentwickler“ oder „Du musst eben strenger erziehen!“ … Die Symptome waren vielseitig und breit gefächert, was die Sache nicht leichter machte.

Sie lagen in den Bereichen: Wahrnehmung und Aufmerksamkeit, Motorik, der Sprache und des Sprechens sowie im emotionalen Verhalten und bei Sekundärerscheinungen wie z.B. mangelnde Kontakte zu Gleichaltrigen und Schwierigkeiten, dauerhafte Beziehungen mit anderen Menschen einzugehen.

Der Wunsch der Eltern war zunächst, Unterstützung für den Umgang mit dem eigenen Kind zu erhalten. Gleichzeitig aber suchten sie den Austausch mit Eltern jüngerer Kinder mit dem Ziel, aufgrund eigener Erfahrungen auf mögliche Entwicklungsdefizite schonend und frühzeitig aufmerksam zu machen und im Gespräch Hilfen für den Alltag anzubieten. Die Eltern hatten Visionen, die sie gemeinsam umzusetzen versuchten.

Vision 1:
Eltern werden unterstützt! Dies sollte erreicht werden durch:
- Gesprächskreise für Eltern
- Kontakt zu Fachleuten
- Kontakt zu Universitäten und Behörden
- Projekttage

Vision 2:
Förderung der Selbständigkeit von Kindern, Jugendlichen und Erwachsenen mit Teilleistungsschwächen. Gedacht wurde an folgende Maßnahmen:
- Hilfe bei der Arbeitssuche
- Hilfen für Junioren zur Persönlichkeitsentwicklung
- Hilfen für Junioren zur Freizeitgestaltung
- Hilfe bei der Ablösung vom Elternhaus

Vision 3:
Eltern, Politik und Gesellschaft unterstützen das Anliegen von SeHT!
Eltern hofften durch folgende Maßnahmen dieses Ziel zu erreichen:
- Eltern und Fachleute zu gewinnen, die sich engagieren
- Öffentlichkeitsarbeit durchzuführen
- Verbindungen zu anderen Vereinigungen zu schaffen
- Finanzierungsquellen zu erschließen
- Geschäftsstellen einzurichten

2. Wirklichkeit heute

2.1 Gesprächskreise und Themenabende

Elterngesprächskreise wurden eingerichtet und Themenabende mit Fachkräften aus Medizin und Pädagogik organisiert. Die Gruppentreffen entwickelten sich zu einer Art Tankstelle für Emotionen und Nerven. Der Einzelne fühlt sich wohl, weil er mit seinen Sorgen verstanden und akzeptiert wird. Durch das Gespräch mit anderen Eltern und Fachleuten relativieren sich Schuldgefühle. Viele Eltern erhalten persönliche Beratung. Jedem wird klar, dass es keine Patentrezepte für Erziehung gibt. Also müssen individuelle adäquate Lösungen gesucht werden. Voraussetzung für diesen Schritt ist, dass Eltern zu den Defiziten ihrer Kinder stehen. Die Zahl der Betroffenen – heute schätzt man etwa 12–15 % eines Jahrgangs – nimmt zu. Doch leider ist es nicht leicht, Eltern zu überzeugen, frühzeitig Verhaltensauffälligkeiten ernst zu nehmen, zumal Ärzte häufig eine abwartende Haltung einnehmen. In neuerer Zeit werden Symptome von ADS im Kindergartenalter beobachtet und eventuell eine adäquate Behandlung eingeleitet. Dies wird allerdings in Fachkreisen unterschiedlich beurteilt.

Viele Eltern erkennen erst durch die Diagnose ADS bei ihrem Kind eigene ADS-Symptome. Das bedeutet sehr häufig eine Entlastung von Mutter oder Vater, die jahrelang gelitten haben, weil sie – trotz durchschnittlicher oder hoher Intelligenz – durch ihr Verhalten immer wieder Beziehungen zerstörten und beruflichen Erfolg blockierten, ohne zu verstehen warum. Leider kennen noch zu wenig Psychiater das Phänomen „Erwachsene und ADS“, so dass eine Behandlung in Wohnortnähe kaum möglich ist. Inzwischen gibt es bei SeHT (Rhein-Neckar-Metropole) Gruppen für Erwachsene unter Leitung einer kompetenten Fachkraft. In diesen Gesprächskreisen werden konkrete Maßnahmen besprochen und eingeübt, die das Zusammenleben in der Familie und am Arbeitsplatz erleichtern.

2.2 Förderung der Betroffenen

Die Gründungsmitglieder von SeHT stellten fest, dass bei ihren „erwachsenen Kindern“ der Berufseinstieg besonders an fehlenden Sozialkompetenzen scheiterte. Diese zeigten sich an einer niedrigen Frustrationsgrenze, einer geringen Toleranzschwelle, großer Impulsivität, Unfähigkeit Kritik

anzunehmen, in einem Team zu arbeiten u.a.m.. Durch solche Auffälligkeiten entstand wenig Kontakt zu Mitarbeitern und kaum ein Vertrauensverhältnis zum Vorgesetzten. Die Betroffenen selbst waren unfähig, unter diesen Umständen mit Freude zu arbeiten und ausreichende Leistung zu erbringen. Sie blockierten, indem sie entweder das Ausbildungsverhältnis abbrachen oder still wurden und sich zurückzogen. Verhaltensweisen, die einer Integration im Beruf, in der Gesellschaft und für das Gelingen des Lebens wenig förderlich sind.
Dabei sollte allerdings die persönliche Situation der jungen Erwachsenen gesehen werden. Wenn auch ihre körperliche Entwicklung dem jeweiligen Alter entspricht, so fällt die seelische und soziale Reife oft zwei bis drei Jahre zurück. Das bedeutet, dass an Jugendliche Erwartungen gestellt werden, die sie aufgrund ihrer Entwicklung nicht erfüllen können. Wer das Einmaleins nicht beherrscht, kann komplizierte Rechenaufgaben nicht lösen, auch nicht (oder gerade nicht) unter Druck.
Heute ist es durch die allgemein veränderte politische und wirtschaftliche Lage für die jungen Betroffenen besonders schwierig, einfach strukturierte adäquate Arbeitsplätze zu finden. Einem ADS-ler fällt es schwer, seinen Alltag zu strukturieren. Wird er arbeitslos, vergrößert sich das Problem ums Vielfache, denn oft fehlt ein Freundeskreis, der ihn auffängt. Laut Statistik gibt es 17 % Arbeitslose unter 25 Jahren. Viele davon zählen zu den Betroffenen. Das Konzept von SeHT eröffnet ihnen eine große Hilfe und Chance.

Selbständigkeit ist Voraussetzung, um eigenständig handeln zu können. So organisierte SeHT für die bereits Erwachsenen mehrere Freizeiten als Selbständigkeitstraining über einen Zeitraum von zwei bis drei Wochen, in eigener Ferienwohnung. Gelernt wurden alltägliche Dinge, die selbstverständlich erscheinen, aber häufig eine besondere Schwierigkeit darstellen (da steht z.B. ein junger Mann im Laden und verlangt 200 gr. Mehl, die er für seinen Kuchen braucht). Es wurden gemeinsam Veranstaltungen wie Kino oder Theater besucht und gegenseitige Einladungen wurden ausgesprochen. Auch ein Arbeitspraktikum war möglich. Dieses Training hatte zum Ziel, den jungen Erwachsenen Selbstsicherheit zu geben, die Eigenverantwortung zu stärken, zur eigenen Entscheidung und zum Handeln zu ermutigen. So nahmen die Junioren anschließend an Haushaltskursen teil, lernten Putzen, Waschen, Bügeln und Knopfannähen und mit großem Spaß auch Kochen.

Viele Junioren führen inzwischen ein eigenständiges Leben, zum Teil auch im „Begleiteten Wohnen“, ein Projekt, das die Landesvereinigung SeHT Rheinland-Pfalz seit vielen Jahren anbietet und gemeinsam mit einer Wohnungsbaugesellschaft durchführt. Das Projekt wurde im Rahmen einer Diplomarbeit am Institut für Sonderpädagogik in Landau begleitet.[1]

Veranstaltungen wie Wochenendfreizeiten, Zeltlager, Segeltörns, Radtouren, Städtefahrten, Arbeitsgemeinschaften für Theater, Sport, Musik und Tanz, Teilnahme an Angeboten von VHS und Bildungsstätten (wie z.B. an Computerkursen und Haushaltskursen), Arbeitseinsatz bei Lourdes-Pilgerfahrten (fanden dreimal statt) runden das Programm ab. Viele Aktivitäten werden überregional angeboten, andere vor Ort durchgeführt. Dies hängt immer von dem Engagement der Eltern und der Jugendlichen selbst ab.

In einigen Vereinigungen gibt es Gruppen für Schüler. Dies sind keine Therapiestunden. Es sind Freiräume, in denen jeder Einzelne so angenommen wird, wie er ist. Hier gibt es keinen Leistungsdruck. Es wird Gemeinschaft erlebt, es gibt Regeln, es gibt Anerkennung. Vor allem aber werden Selbstwertgefühl, Selbstbewusstsein und soziale Kompetenzen gestärkt, das beste Rüstzeug, sich auch außerhalb des geschützten Raumes behaupten zu können.

Die Familie bietet den Raum, wo Kommunikation und Gemeinschaft gepflegt werden sollte. Darauf baut SeHT auf und bindet die Familie bei vielen Aktivitäten ein, z.B. bei Ausflügen, Besichtigungen, Familienfreizeiten, Zeltlager, Musizieren. Auch zu den Fachtagungen wird die ganze Familie eingeladen. Es werden eigene Juniorenprogramme und Kinderbetreuung angeboten.

Das genannte Programm fördert die vielfältigen Fähigkeiten der jungen Betroffenen. Je früher mit präventiven Maßnahmen begonnen wird, umso erfolgreicher kann die Entwicklung der Heranwachsenden auf allen wichtigen Kompetenzfeldern (Sozialkompetenz, emotionale und Beziehungs-Kompetenz, schulische Leistungen usw.) gestärkt und gefördert werden.

---

[1] Matthias Gerstle „Begleitetes Wohnen für Menschen mit Teilleistungsschwächen“, Diplomarbeit 2004, Institut für Sonderpädagogik Landau, Universtität Koblenz-Landau

2.3 Eltern, Politik und Gesellschaft unterstützen das Anliegen von SeHT!

Nicht allen Vereinigungen gelang es, diese Vision zufriedenstellend zu verwirklichen. Viele Gespräche mit Verantwortlichen aus den Kommunen, Behörden und der Politik endeten mit dem solidarisch klingenden Satz: *„Ihre Arbeit ist sehr wichtig und lobenswert, sie schließt eine Lücke in der Versorgung und Förderung der jungen Menschen – doch leider können wir sie finanziell nicht unterstützen."* Doch Eltern, die sich nicht entmutigen lassen, finden immer wieder Unterstützung. Vor diesen Eltern habe ich große Achtung, bedenkt man die Situation, in der sie sich befinden. Selten ist das benachteiligte Kind das einzige in der Familie. Meist fordern auch Geschwister die Zuwendung der Eltern, vor allem aber der Mutter heraus. Sie ist es, die nicht nur den Haushalt versorgt, kocht und putzt, sondern die Kinder zu Sportgruppen, zur Musikschule, zu Freunden und Nachhilfe fährt und abholt. Werden vom Arzt Therapien verordnet, zählt auch diese Suche nach der geeigneten Fachkraft und die Begleitung des betroffenen Kindes zu ihren Aufgaben. Der Tag endet nicht, wenn der Vater nach Hause kommt und seinen Feierabend genießen möchte. Dann wird sie als Lebensgefährtin gefragt. Im günstigen Fall tauschen beide ihre Tageserlebnisse aus, hören sich an, geben Lob und Anerkennung, helfen bei Problemen, unterstützen sich gegenseitig und schenken sich Wertschätzung. Leider findet dieses Miteinander eher selten statt, wie es eine Mutter in dem Film „Gemeinsam sind wir stark..."[2] deutlich ausspricht: *Mein Umfeld, wie Ehemann, Eltern, Schwiegereltern konnten meine Sorgen nicht verstehen. „Du bist zu ungeduldig, du übertreibst oder du musst dich noch mehr um das Kind kümmern" waren keine Seltenheiten. Aber Hilfe und Verständnis waren nicht zu erwarten...*

Trotz Schwierigkeiten kann SeHT nach fast zwei Jahrzehnten auf ein gutes Ergebnis blicken. In einzelnen Vereinigungen wurden Geschäftsstellen eingerichtet. Referenten aus Medizin, Schule und Behörden konnten gewonnen werden. Fachleute haben als betroffene Eltern in Veröffentlichungen zum Verständnis von Teilleistungsschwächen und ADHS beigetragen. Studenten begleiteten über geraume Zeit die Juniorengruppen und

---

[2] „Gemeinsam sind wir stark – Hilfe zur Selbständigkeit im Leben bei Teilleistungsschwächen – ADHS" DVD, ISBN 3-935545-08-8
Eine Produktion der Bundesvereinigung SeHT, Verlag: SeHT

schrieben Diplomarbeiten zu entsprechenden Themen. Kontakte zu Stadtrat, Jugendamt, Schulamt, Arbeitsamt und Gesundheitsamt werden vor Ort von einzelnen Vereinigungen intensiv gepflegt.

Ein interdisziplinär besetzter Fachbeirat[3] wurde berufen, der SeHT seit Jahren sehr gut berät und unterstützt. Mitglieder sind – neben der Schirmherrin und Vertretern von SeHT – kompetente Politiker, Mediziner, ein Psychologe und eine Pädagogin. Fachübergreifend kann so über angestrebte Aktivitäten diskutiert werden und es können Lösungen für einen gangbaren Weg gefunden werden.

Um das öffentliche Bewusstsein zu schärfen, besuchen Vertreter der Bundesvereinigung Veranstaltungen auf Einladung von Ministerien und Universitäten, sie nehmen an Podiumsdiskussionen teil, halten selbst Vorträge in Schulen und bei anderen Selbsthilfevereinigungen und engagieren sich in Arbeitskreisen verschiedener Gremien. Auch arbeiten sie aktiv in der Bundesvereinigung Aufmerksamkeitsstörung Deutschland (BVAD)[4] mit, einem Zusammenschluss von Vereinigungen ähnlicher Zielsetzung. SeHT beteiligt sich auch an Arbeitskreisen des Kindernetzwerkes zu Themen, die das Klientel betreffen.

Auf den Bundesfachtagungen spannt SeHT Schritt für Schritt den Bogen von der Lebenssituation in der Familie über die gesellschaftliche Integration bis hin zu Hilfen für die berufliche und private Lebensgestaltung. Auch medizinische Vorträge und politische Podiumsdiskussionen finden stets großes Interesse. Es gelingt immer wieder, für die Schirmherrschaft der Bundesfachtagungen Politikerinnen und Politiker zu gewinnen, die sich gerne der Thematik annehmen.
Dokumentationen aller Bundesfachtagungen sowie der DVD-Film „**Gemeinsam sind wir stark** – Hilfe zur Selbständigkeit im Leben bei Teilleistungsschwächen – ADHS“ können im Buchhandel und über die Homepage www.seht.de erworben werden. Ebenso können übers Internet weitere Schriften und Dokumentationen einiger Projekttage der Landesvereinigungen bestellt werden.

---

[3] Mitglieder des Fachbeirats s. Seite 130
[4] Mitglieder der BVAD s. Seite 132

2.4 Finanzierung

Viele Leser werden sich fragen, wie dies alles finanziert werden kann. Die bisherige Aufbauarbeit der SeHT-Vereinigungen wurde durch den ehrenamtlichen Einsatz von Mitgliedern und Freunden geleistet. Zur Finanzierung der Projekte stellen die Bundesvereinigung und die einzelnen Vereinigungen Anträge und werden von unterschiedlichen Einrichtungen unterstützt z.B. durch Zuwendungen von Bundes- und Landesministerien, durch Kommunen, Krankenkassen und Selbsthilfebüros vor Ort sowie durch Spenden von Banken, Sparkassen, Firmen und kirchlichen Einrichtungen. Die geringen Personalkosten der Bundesvereinigung und Ausgaben der laufenden Arbeit können über Mitgliedsbeiträge beglichen werden sowie durch einmalige Spenden von Mitgliedern z.B. aufgrund von Geburtstagsfeiern, der Spendenaktion der Bundesvereinigung an Weihnachten und privater Zuwendungen. Diese Aussage darf allerdings nicht darüber hinweg täuschen, dass ständig Geld benötigt wird, weil die Aufgaben zunehmen, aber die Mittel von allen Seiten gekürzt werden.

3. Selbständig werden in der Familie

3.1 Erziehung zur Selbständigkeit

SeHT kann zwar – wenn auch nur in begrenztem Maße – dazu beitragen, dass die äußeren Bedingungen für eine Entwicklung zur Selbständigkeit stimmen. Aber aus vielen Gesprächen wird deutlich, dass die Erziehung zur Selbständigkeit oft von Eltern gewollt, aber selten mit der erforderlichen Ausdauer durchgeführt wird. Es erfordert sehr viel Vertrauen und Zutrauen, damit das Kind eigenständig handeln lernt; damit es lernt, auch aus negativen Erfahrungen Konsequenzen zu ziehen. Natürlich ist es für eine Mutter einfacher, das Geschirr selbst abzutragen, weil ihr hilfsbereiter Vierjähriger schon zweimal die Teller fallen ließ. Sie schiebt ihn zur Seite mit den Worten: *„Mark, lass das!“* Ein Beispiel für viele Situationen, so dass es nicht verwundert, wenn der Kleine auf die Frage *„Wie heißt du?“* antwortet: *„Mark, lass das!“*
Im Schulalter sind es die Gleichaltrigen (Klassenkameraden; peer group), die den Eltern Sorgen bereiten. Nicht selten wird das von Teilleistungsschwächen betroffene Kind aufgrund seines Verhaltens zu einem Außen-

seiter. Es wird gehänselt, provoziert oder einfach ignoriert. Ein Schüler sagte einmal: *„Am schlimmsten in der Schule sind die Pausen."* Es wird deutlich, wie mangelnde Integration Leidensdruck aufbaut. Oft erlebt ein betroffenes Kind Attacken auf dem Schulweg. Wie schnell ist dann die Mutter bereit, es zu schützen und auf dem Schulweg zu begleiten; ein Verhalten, wodurch zwangsläufig die Hänseleien verstärkt werden.
Ein anderes Beispiel zeigt den guten Willen einer Mutter, aber gleichzeitig auch ihre berechtigte Angst. Claudia, 16 Jahre, besuchte die Jugendgruppe. Da sie etwa 20 km entfernt wohnte, musste sie öffentliche Verkehrsmittel benutzen. Nach dem Treffen (18 Uhr), es war Winter und dunkel, stieg sie in den Bus. Auf halber Strecke gab es nur noch zwei Mitfahrer. Claudia und ein junger Mann. Die Mutter wartete an der Haltestelle und empfing ein völlig verstörtes Mädchen – Grund zu einer längst schon nötig gewesenen intensiven Aussprache zwischen Mutter und Tochter: Wie man Belästigungen erkennt und ernst nimmt und wie man sich wehren kann. Ohne diese negative Erfahrung wäre es lange nicht zu diesem aufklärenden Gespräch gekommen, denn Eltern neigen – oft aus eigener Scham dem Thema gegenüber – dazu, Kinder und Jugendliche nicht belasten zu wollen.

3.2 Verantwortung der Eltern

Die meisten befragten Eltern wünschen sich die Selbständigkeit ihrer Kinder. Obwohl sie dies wünschen, lassen sie es nicht zu. Sie behüten und beglucken ihre Kinder, gefangen in der Meinung, besser als diese zu wissen, was gut für sie ist. Für Mütter stellt die Sorge und Hingabe für eine Tochter oder einen Sohn oft eine (vielleicht sogar die einzige) Lebensaufgabe dar. Wird sie genommen, verliert ihr Alltag seinen Sinn. Heranwachsende lösen sich Schritt für Schritt aus der Bevormundung der Eltern. Dies fällt leichter, wenn sie von einem Freundeskreis aufgefangen werden. Gibt es diesen für teilleistungsschwache Jugendliche nicht, fehlt oft eine Orientierung. Das macht unsicher, ja oft sogar Angst. Sie ziehen dann das schützende Elternhaus vor und werden zu „Nesthockern".

Loslassen ist für Eltern und Heranwachsende oft ein schmerzhafter Prozess, aber ein wichtiger Schritt in ein selbständiges, eigenständiges Leben. Überbehütung blockiert die Selbständigkeit und eigenes Handeln. Wer nicht irren darf, kann auch aus Fehlern nicht lernen. Eltern, die diese

Erkenntnis verinnerlichen, stärken die Beziehung zum Heranwachsenden. Dann kann er wachsen und reifen und wird lernen, sein Leben weitestgehend selbständig in die Hand zu nehmen. Angst der Eltern, einerseits nicht genügend zu schützen und zu stützen und andererseits von den Kindern alleingelassen zu werden, ist ein Problem der Eltern, das sie selbst lösen müssen. Sie darf nicht auf das Kind übertragen werden, da es sonst keine Eltern-Kind-Beziehung sondern eine Eltern-Kind-Verkettung gibt.

Mit zunehmender Selbständigkeit ihrer heranwachsenden Kinder gewinnen auch Eltern wieder mehr Freiraum. Dieser sollte zur Stärkung der Paarbeziehung und zur Entfaltung der eigenen Persönlichkeit genutzt werden. Jetzt erfährt die Verantwortung der Eltern eine Umwandlung. Aus Beschützern und Schutzbefohlenen werden gleichwertige Partner – doch stets wissend um die jeweilige Verantwortung.

Wenn ein Mensch Verantwortung übernehmen soll, muss er fähig sein, sein Tun einzuschätzen. Er muss seine Grenzen kennen, die dort liegen wo die Freiheit des Anderen beginnt. Dies gilt für Eltern und Jugendliche gleichermaßen. Diese Fähigkeit kann nur über Jahre durch ein vertrauensvolles Miteinander gewonnen werden. Negative Erfahrungen im Kleinkind- und Schulalter sind selten lebensbedrohend, bieten aber die Chance, daraus zu lernen. Gesundes Selbstwertgefühl eines jungen – nein, eines jeden – Menschen, ist Grundlage für vernünftiges, positives Verhalten. Dies aufzubauen ist Aufgabe aller Bezugspersonen eines Kindes, eines Jugendlichen. Geübt kann es nur werden, wenn Eltern loslassen. SeHT unterstützt die Eltern in diesem Bemühen und ermutigt die Jugendlichen, ihre Chancen zu nutzen, denn erwachsen werden ist ein Prozess, der in der Familie beginnt und nicht mit 18 Jahren endet.

4. Zusammenfassung

SeHT hat sich drei Schwerpunkte zur Aufgabe gesetzt:

1. In Gruppen die Sozialkompetenzen der Kinder, Jugendlichen und betroffenen Erwachsenen und ihre Selbständigkeit zu fördern und dadurch ihr Selbstwertgefühl zu stärken.
2. Durch Vorträge und Elterngespräche persönliche Hilfen zu geben.
3. Die Öffentlichkeit über Teilleistungsschwächen und ADHS zu informieren, sowie Bewusstsein für die Problematik dieser jungen Menschen und ihrer Familien zu schaffen.

Hilfe zur Selbsthilfe kann nur in Zusammenarbeit mit Eltern und Fachleuten geleistet werden. SeHT konnte viele Visionen der Gründungsmitglieder umsetzen und wird auch in Zukunft das Ziel nicht aus dem Auge verlieren, damit dieses Anliegen in Gesellschaft und Politik noch stärker wahrgenommen und berücksichtigt wird.

Anmerkung:
Der Berufsverband der Kinder- und Jugendärzte e.V. zeichnete die Arbeit der „SeHT SelbständigkeitsHilfe bei Teilleistungsschwächen e.V." mit dem Preis Jugendmedizin 2006 aus. Diese Anerkennung wird die Eltern von SeHT auch weiterhin für ihre Arbeit motivieren und stärken.

Junge Betroffene zeigen Stärken

Heidi Herrmann und andere

Im Anschluss finden Sie Auszüge von Berichten aus Arbeitskreisen verschiedener Fachtagungen und Workshops für Kinder, Schüler, Jugendliche und betroffene Erwachsene. Alle Teilnehmer beteiligten sich aufmerksam und mit Ausdauer an den jeweiligen Angeboten. Die Artikel zeigen, dass oft ungeahnte Fähigkeiten in den jungen Menschen schlummern. Ich möchte damit anregen, den Blick nicht nur auf die Defizite zu lenken sondern auch die Stärken der jungen Betroffenen zu sehen, zuzulassen und zu fördern.

Hannah Klöfer und Kristin Bauerfeind (Fachtagung 2005):
Wir wählten das Thema: In 24 Stunden um die Welt. Zumindest die nähere Beschäftigung mit drei Kontinenten hatten wir uns als Leitfaden für die Kinderbetreuung und den Schülertreff ausgedacht. Wir starteten mit 13 Kindern zwischen sechs und zwölf Jahren und machten uns gemeinsam auf den Weg, um zuerst die fernen Länder Afrikas zu erkunden.
Zunächst ließen wir die Kinder erzählen, was ihnen bereits über Afrika bekannt war und waren erstaunt, was dabei alles herauskam. Begriffe wie: Löwen, Tiger, Hitze, scharfes Essen, andere Gewürze, bunte Kleider und Stoffe, farbige Menschen, afrikanische Rhythmen, Trommeln, andere Lieder wurden genannt. Mit der typischen afrikanischen Musik wollten wir uns dann ein wenig näher beschäftigen. Zuerst bemalten wir Keramiktöpfe. Danach präparierten wir Seidentücher mit Gelatine, die wir dann als Trommelfell auf die schön bemalten Töpfe spannten, um hieraus unsere eigenen Trommeln herzustellen. Der Phantasie waren keine Grenzen gesetzt.

... Auf Wunsch der Kinder verließen wir Afrika auf dem Seeweg. Wir stürzten uns in die Fluten des hauseigenen Hallenbads. Mit Wasserbällen und Schwimmschlangen hatte jeder die Möglichkeit, sich dabei mal richtig auszutoben.
Nach der Seereise landeten wir wie einst Columbus bei den amerikanischen Ureinwohnern. Von den außergewöhnlichen Kleidern und Schmuckstücken der Indianer sehr beeindruckt, bastelten wir aus Federn und eini-

gen anderen Materialien einen Kopfschmuck, auf den Winnetou bestimmt neidisch gewesen wäre.
... Die letzte Etappe unserer Reise führte uns am zweiten Tag nach China in Asien. Wir bastelten als Reisesouvenir kleine Lampions und Tischlichter, an denen sich Groß und Klein erfreuen konnten.
Zum Abschluss unseres großen Abenteuers backten wir gemeinsam noch leckere Muffins und ließen das Wochenende gemütlich ausklingen.

Auch in diesem Jahr hat uns das Wochenende sehr viel Freude und viele neue Erfahrungen beschert. Wir hoffen, dass alle Kinder positiv auf das Wochenende zurückblicken und die eine oder andere Erinnerung an die „kleine Weltreise" mit nach Hause nehmen konnten.

Eva Hallerbach (Fachtagung 2005):
... Durch den hohen Altersunterschied der Teilnehmenden hat es zwischendurch auch mal Turbulenzen gegeben, aber im allgemeinen ist die Zusammenarbeit gut gelaufen, so dass viele kreative und erfrischende Ideen aus unterschiedlichen Perspektiven entstehen konnten. Am Ende haben alle eine tolle gemeinsame Präsentation zum Besten gegeben. ... Die Teilnehmer und Teilnehmerinnen nahmen zu Beginn ersten Körperkontakt untereinander auf, um im folgenden Verlauf schnell in ein Spielgeschehen eintauchen zu können und Hemmungen abzubauen. Schwierigkeiten und Ängste sich zu blamieren, habe ich an diesem Tag nur sehr selten beobachten können. Alle sind unglaublich motiviert gewesen, sind ohne viel nachzudenken in die Spielszenen hineingegangen und haben ihrer Phantasie keine Grenzen gesetzt. Wir haben schnell erkennen können, wie wichtig Körperhaltungen und Mimik sind, um Emotionen und Tätigkeiten dem Zuschauenden deutlich machen zu können...
Was zeigen wir dem Publikum? Im Vordergrund stehen viele Entscheidungen, die zu treffen sind. Wer gerade zuschaut, gibt den Spielenden fleißig Regieanweisungen. So wird nun Szene für Szene bearbeitet und ausprobiert. Erstaunlich und schön mit anzusehen ist, mit welcher Inbrunst die Teilnehmenden in die Szenen gehen und wie viele tolle kreative Ideen zum Vorschein kommen... Wir planen eine Reise durch die Zeit, die in der Grundschule anfängt und im Berufsleben aufhört, so ist für jeden etwas dabei, wo er/sie sich einbringen kann.

Katja Ahlers (Fachtagung 2004):
Jump in Tableaus: Wir sitzen vor einer leeren Bühne. Die Spielleitung und die Teilnehmer denken sich einen Ort aus (z.B. Familien-Wohnzimmer) und jeder, der eine Idee hat, betritt die Bühne und nimmt eine bestimmte Haltung ein (noch ohne sich zu bewegen), die zum Thema passt. Auf ein Klatschen wurde das Bild zum Leben erweckt und die Spieler auf der Bühne fingen an, sich „familiengerecht" zu verhalten. Da war die Mutter, die mit ihren Kindern Karten spielte. Eine Familie, die sich über das Programm im Fernsehen stritt, ein Junge, der sich mit einem imaginären Puzzle beschäftigte und Mutter und Vater, die in Ruhe Zeitung lesen wollten, jedoch von ihrem Kind gestört wurden, das zu laut Walkman hörte.
Aus diesen Bildern heraus teilte ich die Gruppe in zwei Kleingruppen, mit dem Auftrag, eine typische Familien-Szene zu entwickeln.
Das Bemerkenswerte an dieser Arbeit ist die Kreativität und die Geduld der Teilnehmer. Größtenteils wurden die Szenen alleine von den Teilnehmern entwickelt...

Das Ergebnis können sie in dem DVD-Film „Gemeinsam sind wir stark Hilfe zur Selbständigkeit im Leben bei Teilleistungsschwächen – ADHS" (s. Seite 123) sehen sowie weitere Aktivitäten aus Musikworkshops und Freizeitaktivitäten, die auch in den folgenden Artikeln beschrieben sind.

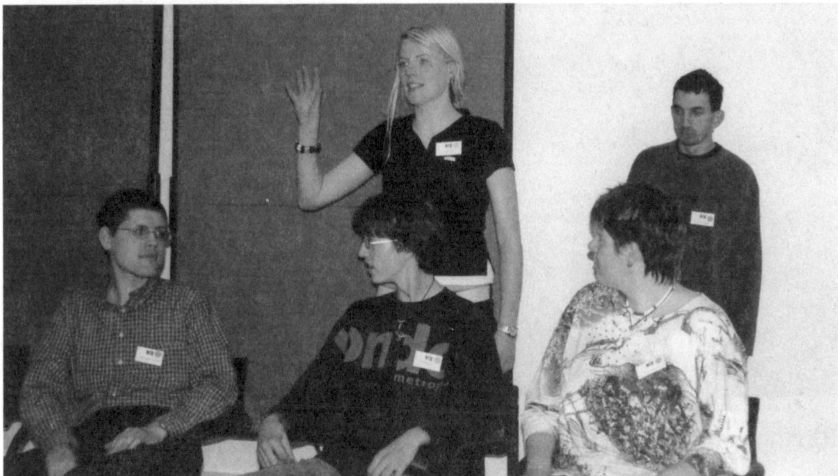

Große Aufmerksamkeit bei der Regieanweisung der Theatergruppe

Dr. Katrin Brandl (Fachtagung 2004, 2005):

... Das Konzept: den Teilnehmern sollte ein musikorientiertes Angebot gemacht werden, bei dem sie selber aktiv mitgestalten können. Im Mittelpunkt stand die Tischharfe, bei der, ähnlich wie bei der Zither, Notenblätter unter die Saiten geschoben werden. Thematisch wurde, in Anlehnung an die „Moldau“ von F. Smetana, der Rhein mit seinen bekannten Stationen musikalisch untermalt oder zum Ausdruck gebracht. ... einige Rhythmusinstrumente lagen bereit, so dass jeder, der nicht singen wollte und keine Tischharfe spielen mochte bzw. konnte, die Möglichkeit hatte, eine Begleitung zu improvisieren.

Die anfangs zu beobachtende Scheu der Teilnehmer vor einem unbekannten Musikinstrument verschwand durch die ersten „mutigen“ Spieler sehr schnell. Die ersten Erfolge stellten sich ebenfalls schon nach wenigen Tönen ein und entlockten einem Teilnehmer den spontanen Ausruf: „Von wegen Teilleistungsstörungen!“...

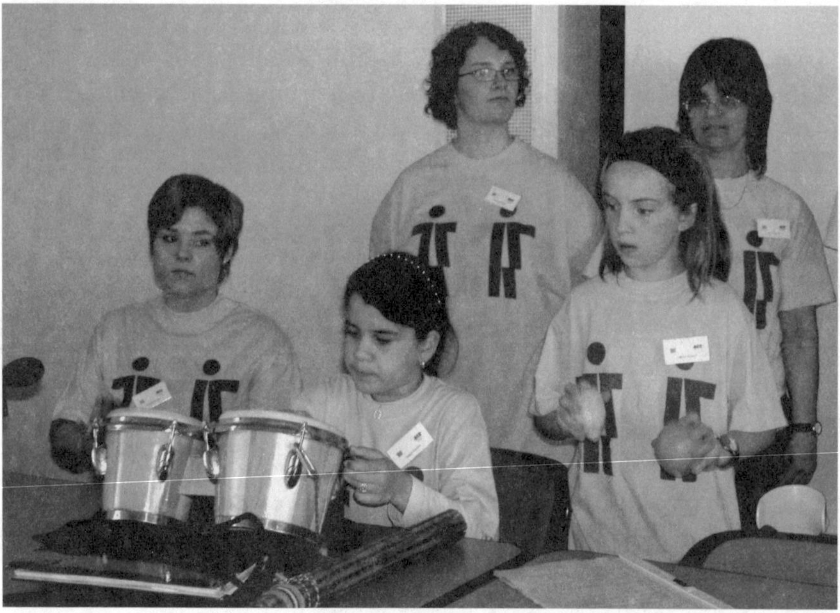

Rhythmusinstrumente ermutigten auch die Jüngeren zu improvisieren

(Fachtagung 2005):
... Und wieder stand die Tischharfe im Mittelpunkt des musikalischen Geschehens. Die meisten Teilnehmer waren zum zweiten Mal dabei. Einige zum ersten Mal, aber ebenso gespannt wie die alten Hasen. Was kommt da auf mich zu? Und: werde ich es (noch) können?
Sie konnten und zwar alle. Nach wenigen Einspielübungen war das System „Tischharfe" (wieder) präsent und verstanden. Schon nach 30 Minuten erklang mit „Winter ade" das erste gemeinsame Lied. Etwas unpassend für die gerade herrschende herbstliche Jahreszeit? Aber wer oder was ist schon passend? Und schließlich spielten wir auch Weihnachtslieder, die bei einer Reise durch das Jahr nicht fehlen dürfen. So entstand im Lauf des Vormittags von vielen bekannten Liedern bis zu wenigen neuen Liedern ein Jahreszyklus. Zusammen mit der Leiterin des Theaterworkshops, Eva Hallerbach, wurde bei Betrachtung der Gemeinsamkeiten und den daraus neu entstehenden Ideen erfolgreich eine große Koalition gebildet.

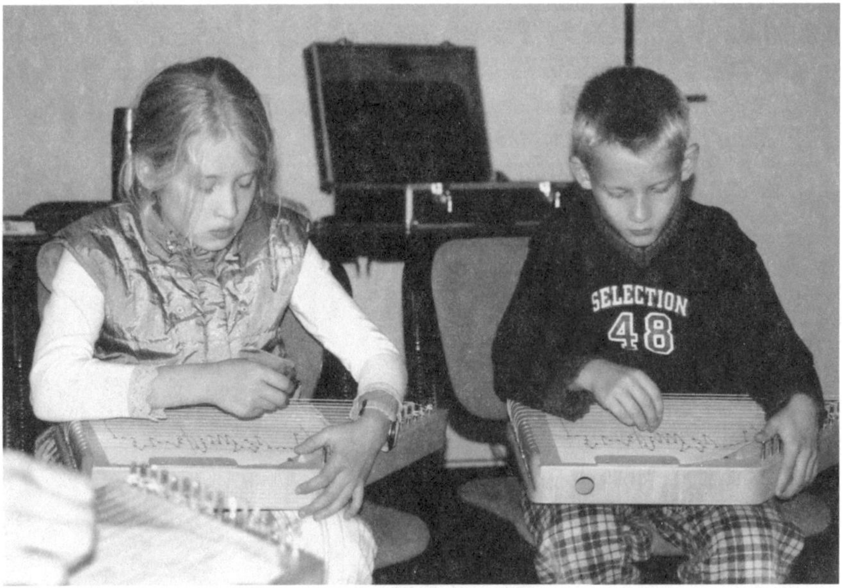

Erstaunliche Konzentration beim Spielen der Tischharfe

Am nächsten Morgen, dem Tag der Aufführung, war die Spannung zum Greifen nah. Nur eine gemeinsame Probe mit den Theater-Leuten und nur eine Stunde Zeit? Wird schon schief gehen, sagte ein Teilnehmer.
Beginnend mit der Theatergruppe erklang für den Winter „Schneeflöckchen, Weißröckchen" gefolgt von „Im Märzen der Bauer". „Winter ade" verabschiedete den Frühling. Passend zum Streit der Theatergruppe erklang „Der Kuckuck und der Esel", denn die hatten bekanntlich auch einen Streit. Sommerlich klapperte anschließend „Die Mühle am rauschenden Bach", Klarinette und Altflöte suggerierten mit „Summ, Summ, Summ" das Summen der Bienen. „Ein Männlein steht im Walde" stand für den Beginn des Herbstes. Es handelt sich in diesem Lied übrigens nicht um den Fliegenpilz sondern um die Hagebutte. Deshalb trank die Theatergruppe zu dem Lied Hagebuttentee und nicht ein giftiges Fliegenpilzgebräu! Anschließend gingen einige Teilnehmer des Theaterworkshops mit Klarinette und Altflöte im Hintergrund „mit ihrer Laterne", was nach dem Genuss eines der oben erwähnten Getränke sicherlich nicht möglich gewesen wäre. Das Lied „Es ist für uns eine Zeit angekommen" läutete dann die Weihnachtszeit ein. „Alle Jahre wieder" erklang als obligatorisches Weihnachtslied, denn so ist es im Leben nun mal. Zum melancholischen Abschluss des Jahres und Konzertes stand das schottische Sylvesterlied „Nehmt Abschied, Brüder".

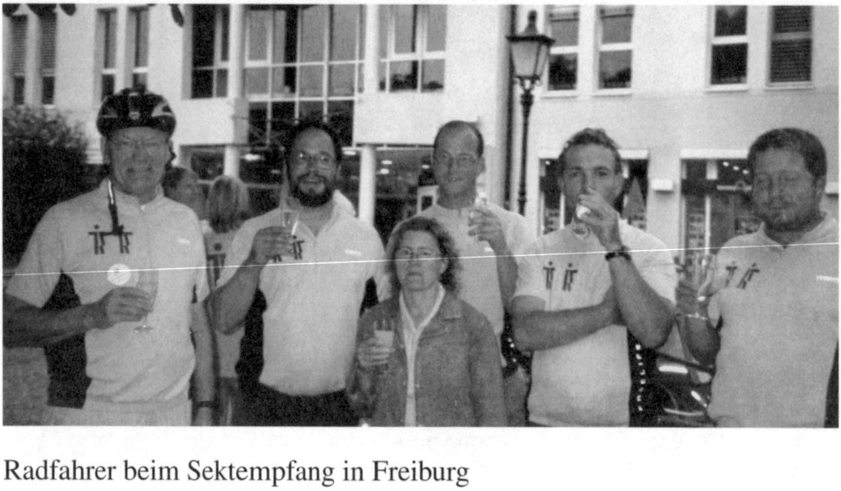

Radfahrer beim Sektempfang in Freiburg

Im Vergleich zum vergangenen Jahr (siehe DVD) lässt sich eine signifikante Leistungssteigerung feststellen: viel mehr Sicherheit der Spieler und ein selbstbewussteres Zusammenspiel. Das hebt die Qualität. Haben wir in dem Jahr heimlich geübt? Sicherlich nicht! Man wächst eben mit seinen Aufgaben.

Nicht nur auf Tagungen treffen sich betroffene junge Menschen. Sie organisieren auch selbst mit großem Engagement jährlich eine Radtour z.B. 2006 von Münster NRW nach Freiburg im Breisgau anlässlich des 10-jährigen Bestehens der Bundesvereinigung SeHT.
Ich muss leider immer wieder feststellen, dass vielen Kindern, Jugendlichen und jungen Erwachsenen mit Teilleistungsschwächen und ADHS mit Vorurteilen begegnet wird. Wer sie nicht näher kennt, traut ihnen wenig zu.
Deshalb möchte ich noch zwei Erfahrungsberichte anfügen, die deutlich zeigen, dass Betroffene – trotz Schwierigkeiten mit Kontakten zu Gleichaltrigen – sehr wohl gemeinschaftsfähig sind, wenn sie nur akzeptiert und ihre Fähigkeiten erkannt und zugelassen werden.

Erfahrungsberichte

So viele ADS'ler und dennoch…
Doris Schmitt

Super Leute! Fantastische Gemeinschaft!
Gabriele Couillez
Kinderbuchautorin

So viele ADS'ler und dennoch…

Doris Schmitt

So viele ADS'ler und dennoch – oder gerade deshalb?! – so viel Eintracht. Durch Kontakte zu SeHT, kam ich mit meiner Tochter Victoria schließlich auch zum Musikworkshop im Sommer 2005. So richtig mit einem guten Leiter, der für die Kanalisierung der ohnehin guten Stimmung und für gute Ergebnisse sorgte. Da waren ca. 27 Leute, ziemlich viele Kinder, und es war immer etwas los. Unglaublich, wie diszipliniert alle musizierten. Es gab viele Instrumente, die fleißig erprobt und ausgetauscht wurden. Da würde mancher Musiklehrer der Kinder sicher neidisch werden.

Es wurde feste gesungen. Ich hatte ganz vergessen, wie anstrengend so etwas ist. Die Lieder waren aus der ganzen Welt, so z.B. aus Japan (Cherry Blossum Sakura, es geht um die Kirschblüte); hört sich drollig an. Vor allem sprechen die Japaner auch das „a" anders aus, als wir Deutschen. Die musikalische Weltreise machte außerdem Station in Südamerika, in den USA und in Afrika. Victoria mag das Lied aus Japan besonders, „es sei so schön ruhig", meint sie.

In den Pausen wurde eine Menge Unsinn getrieben. Vor dem Saal befand sich nämlich ein Brunnen mit Pumpvorrichtung. Die Kids waren ständig patschnass, aber sie hatten Fun ohne Ende. Auch das Problem des Abflusses vom Brunnen (seitlich) wurde durch Verstopfen elegant gelöst. Trotzdem gab es keinen Streit unter den Kindern, keiner wurde verletzt, keiner ausgegrenzt. Alle waren eingebunden. Kaum zu glauben, dass unsere Kinder oft Außenseiter sind und gemobbt werden. Hier gab es das nicht einmal in Ansätzen.

Meine Tochter war richtig glücklich: endlich einmal keine bösen Worte, endlich einmal unter Kindern sein, die sie nehmen, wie sie ist.

Super Leute! Fantastische Gemeinschaft!

Gabriele Couillez

Schon das Auto mit dem Gepäck und der Campingausstattung für fünf Personen zu beladen war ein Abenteuer. Wir kamen, glaube ich, als letzte Familie am Freitagabend gegen 19.30 Uhr in Waldhambach in der Pfalz an. Wir, das waren mein 18-jähriger Sohn David, meine 7-jährige Tochter Soraya, mein 20-jähriger Sohn Stephan mit seiner Freundin Vilma und ich. David musste ich zuvor noch mit allen Tricks überreden, denn nachdem ich ihn angemeldet hatte, fühlte er sich wohl der Gruppe nicht zugehörig und wusste nicht, ob er als Nichtbetroffener unter all den ADS-Jugendlichen auch Spaß haben könnte und er war über meine konsequente Haltung zu seiner Anmeldung nicht gerade glücklich.

Dank der guten Wegbeschreibung haben wir als Neulinge den Zeltplatz auch problemlos gefunden und uns gleich daran gemacht, uns häuslich einzurichten. Die Jugend campierte eine Terrasse tiefer. Stephan mit Vilma in einem Iglu und David alleine. Sie waren bei der Ankunft etwas enttäuscht, dass nur fünf andere in ihrer Altersklasse bereits an einem kleinen Lagerfeuer saßen. Aber in einer kleinen Gruppe entsteht schneller ein Gemeinschaftsgefühl und die Ankömmlinge waren sogleich aufgenommen und von den bereits anwesenden Jugendlichen betreut. Stephan und Vilma brauchen immer jemanden, der einen Schritt auf sie zugeht und so konnte ich beim Auspacken von der oberen Terrasse her beobachten, wie den beiden von den fünf anderen gemeinsam beim Zeltaufbau geholfen wurde.

Soraya und ich bekamen neben David, den ich ja zu diesem Zweck mitnehmen „musste“, auch jede Menge Hilfe von bereits anwesenden erfahrenen Campern aus der SeHT-Gruppe beim Aufbau unseres riesigen Tunnelzeltes und so hatten wir es schnell gemütlich.

Im Laufe dieses ersten Abends haben wir am prasselnden Lagerfeuer noch viel über das ausgiebige Witze-Repertoire der pfiffigen „Kleinen“ gelacht, und waren alle schnell miteinander, nicht nur durch das Feuer, warm.

Die Nacht war kurz, der Morgen kühl. So sorgten die Kleinsten schon früh für das wärmende Feuer, was bei der anstrengenden Arbeit trotz Flüsterton nicht geräuschlos ablief. Verschlafen fanden sich schließlich auch die Erwachsenen am Lagerfeuer ein und wärmten sich sowohl am Feuer als auch an der ersten Tasse Kaffee. Die notwendige Hausfrauenarbeit wurde von allen Frauen gemeinsam schneller erledigt, als man dachte.

Meine Tochter Soraya hatte von Anfang an sofort Kontakt gefunden. Was ich besonders bewunderte war, dass ich die Kinder über das ganze Wochenende nicht einmal streiten hörte. Keiner war aufmüpfig, motzig oder gar beleidigt. Keine Tränen flossen. Vielleicht hatten wir deshalb fast keinen Regen im Gegensatz zu anderen Regionen in der Pfalz, wie ich im Nachhinein hörte. Jedenfalls gab es weder zerknirschte Eltern noch frustrierte Kinder und die ganze Atmosphäre war entspannt. Selbst David war glücklich und Stephan und Vilma integrierten sich auch vollständig. Die Jugend stand den „Alten" am Abend in nichts nach und vergnügte sich bis in den frühen Morgen. Habe ich vor Davids Zelt beim Vorübergehen doch mehr Schuhe gesehen, als er mitgenommen hatte…

Wollten wir an diesem Tag noch nach Silz in den Wildpark, so mussten wir die Jugend jetzt aus den Zelten holen. Schließlich ging es schon auf Mittag zu.
Trotz Umleitung fanden wir im Konvoi schließlich in den Wildpark, der uns zu ausreichender Bewegung zwang. Schließlich muss für den bevorstehenden großen Grillabend mit all den Leckereien auch Platz geschaffen werden. Die Kinder waren mit großem Engagement dabei, all die hungrigen Ziegen zu füttern. Besonders eine schwarzweiß gescheckte konnte sehr deutlich „Hunger!" rufen. Was für schallendes Gelächter sorgte.

Nach dem Ausflug wieder beim Zeltplatz angekommen, war ein ausgiebiges Kuchen- und Dessertbuffet gerichtet, das gerne angenommen wurde. Bald begannen die Vorbereitungen für den Abend. Die Jugend studierte Sketche. Die Väter sorgten für das eigentliche Grillen und die Mütter für ein großes Angebot an Beilagen. Nach und nach trafen auch noch mehr Familien ein und dem Highlight des Zeltwochenendes stand sein guter Ruf aus den vergangenen Jahren in nichts nach.

Alles in Allem: Am nächsten Morgen waren wir zwar alle müde aber doch entspannt und zufrieden. Überhaupt könnte „Zufriedenheit“ das Motto des Wochenendes gewesen sein, das leider viel zu kurz war, was alle bedauerten.

Danke an alle für ihr Dabeisein und Engagement. Danke auch an den Wettergott, der für das ideale Klima sorgte.
Tolles Wochenende! Super Leute! Fantastische Gemeinschaft!

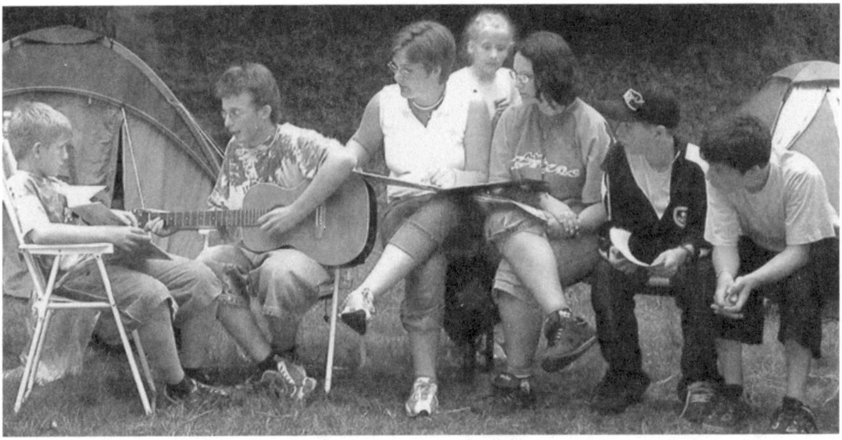

Anhang

Literaturzusammenstellung der Beiträge dieses Buches

Buch- und Filmhinweise aus dem Verlag SeHT
zu Teilleistungsschwächen und ADHS

Ziele und Aufgaben der SeHT-Vereinigungen

Mitglieder des Fachbeirats

Mitglieder der BVAD

Kontaktadressen SeHT e.V.

Literaturzusammenfassung der Beiträge dieses Buches

Brockhaus Wahrig (1981). Deutsches Wörterbuch.

Bundesvereinigung SeHT e.V. (2005). Gemeinsam sind wir stark. Hilfe zur Selbständigkeit im Leben bei Teilleistungsschwächen – ADHS. DVD, ISBN 3-935545-08-8. Ludwigshafen: SeHT.

DAG SHG e.V. (Hrsg.) (2000). Gemeinsame und einheitliche Grundsätze der Spitzenverbände der Krankenkassen zur Förderung der Selbsthilfe gemäß § 20 Abs. 4 SGB V. Selbsthilfegruppenjahr 2000. Gießen: Eigenverlag

Drehsen, V., Häring, H., Kuschel, K.-J., Siemers, H. (Hrsg.) (2001). Wörterbuch des Christentums. München: Orbis.

Dudenreihe (2004). Synonymwörterbuch. Mannheim.

Elliot, G. R.. Stimulant Side Effects: What are they and what can we do about them. Vortrag anlässlich des Internationalen CHADD-Kongresses in Nashville, USA, 30.10.2004

Gerstle, Matthias (2004). Begleitetes Wohnen für Menschen mit Teilleistungsschwächen. Diplomarbeit Institut für Sonderpädagogik Landau. Universität Koblenz-Landau.

Graichen, J. (1979). Zum Begriff der Teilleistungsstörungen. In: Lempp, R. (Hrsg.): Teilleistungsstörungen im Kindesalter. 43-62. Bern/Stuttgart

Grimm, Jacob, Grimm, Wilhelm (1885). Jacob Grimm's und Wilhelm Grimm's Wörterbuch. Leipzig.

Hundertmark-Mayser, J., Möller, B. (2004). Selbsthilfe im Gesundheitsbereich. Gesundheitsberichterstattung des Bundes. Heft 23. Berlin: Robert-Koch-Institut.

Jensen, P. S. et. al.. Cost-Effectiveness of ADHD Treatments: Findings from the Multimodal Treatment Study of children with ADHD

Klein, R. G., Abikoff, H., Hechtmann, L., Weiß, G. (2004). Design and rationale of controled study of longterm methylphenidate and multimodal psychosocial treatment in children with ADHD. J. Am Acad Child Adolesc Psychiatry 43, 792-838

Lexer, M. (1979). Mittelhochdeutsches Taschenwörterbuch Stuttgart: Hirzel.

MTA Cooperative Group (2004). National Institute of Mental health Multimodal Treatment Study of ADHD Follow-up: changes in Effectiveness and Growth. Pediatrics 113(4), 762-769

MTA Cooperative Group (2004). National Institute of Mental health Multimodal Treatment Study of ADHD Follow-up: 24-Month Outcomes of Treatment Strategies for Attention Deficit/Hyperactivity Disorder. Pediatrics 113(4), 754-761

MTA Cooperative Group (1999). 14 Month randomised clinical trial of treatment strategies for attention deficit hyperactivity disorder. Arch. Gen. Psychiatry 56, 1073-1086

Pelham, W. E.. Lessons from the MTA longterm effects. Vortrag anlässlich des Internationalen ADHS Symposiums in Heidelberg, 16.03.2005

Pelham, W. E. et. al. (2000). Behavioral versus Behavioral and Pharmacological Treatment in ADHD Children Attending a Summer Treatment program. J. of Abnormal Child Psychology 28 (6), 507-525.

Pelham, W. E.. Do stimulant drugs improve longterm outcomes in AD/HD? Findings from the Pittsburgh AD/HD Longitudinal study. Vortrag anlässlich des Internationalen CHADD Kongresses in Nashville, USA, 30.10.2004

Remschmidt, H., Schmidt, M., Poustka, F. (Hrsg.) (2001). Multiaxiales Klassifikationsschema für psychische Störungen des Kindes- und Jugendalters nach ICD 10 der WHO. Bern: Huber

Sandkühler, H. J. (1990). Europäische Enzyklopädie zu Philosophie und Wissenschaft. Meiner

Thiel, W. (2005). Selbsthilfegruppen – Wissenswertes für Eltern. NAKOS, www.nakos.de

www.zitate.net

Weitere Literatur s. Seite 36

Buch- und Filmhinweise aus dem Verlag SeHT

Fachtagungen, Projekttage und Vorträge von Referenten werden in der Regel dokumentiert. Diese Dokumentationen sowie Kurzschriften von Mitgliedern der „SeHT e.V.“ werden in einer Literaturliste fortlaufend erfasst. Bestellungen über die Internetadresse www.seht.de werden umgehend zugesandt. Besonders zu empfehlen sind:

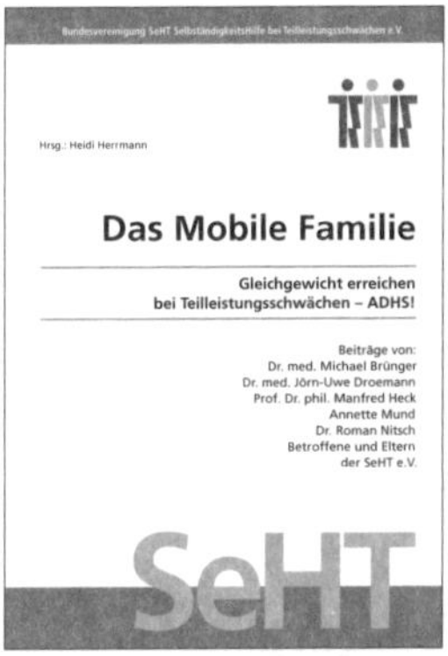

Das Mobile Familie
Gleichgewicht erreichen bei Teilleistungsschwächen – ADHS!
ISBN 3-935545-07-X, Mai 2005

Ein einziges Teil eines Mobiles kann das ganze Gleichgewicht stören. So ist es auch mit einem auffälligen Kind. Es kann die ganze Familie durcheinander bringen. Familiäre Aspekte zu ADHS und Teilleistungsschwächen/Entwicklungsstörungen stehen im Mittelpunkt dieser Dokumentation. Als Ergänzung zu diesem Buch wird der Film empfohlen:

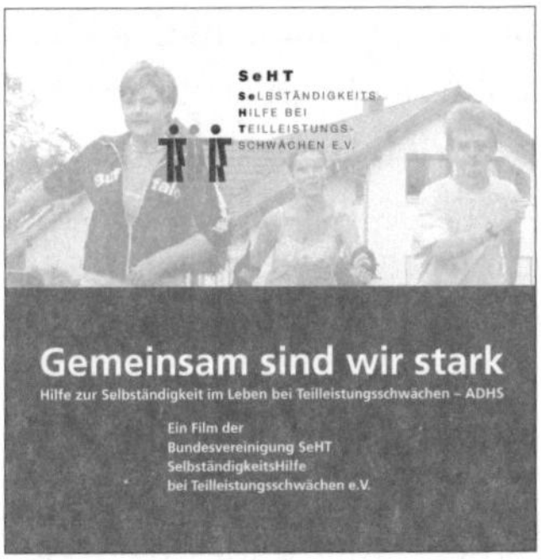

Gemeinsam sind wir stark
Hilfe zur Selbständigkeit im Leben bei Teilleistungsschwächen – ADHS
Filmproduktion der Bundesvereinigung
ISBN 3-935545-08-8 (DVD), Oktober 2005

Darian kommt zu spät in die Schule, vergisst die Hausaufgaben, meldet sich nicht sondern ruft in die Klasse, stört die Mitschüler so lange bis er vor die Tür gesetzt wird. Unkonzentriertheit, mangelnde Impulskontrolle können einen Menschen ein Leben lang begleiten, wenn nicht frühzeitig und individuell geholfen wird. Der Film zeigt auf, welche Chancen es gibt, die Stärken der Kinder,

Jugendlichen und jungen Erwachsenen zu fördern, damit niemand – auch Eltern nicht – resignieren muss und dadurch die Entwicklung zu selbstbewusstem Handeln möglich wird.

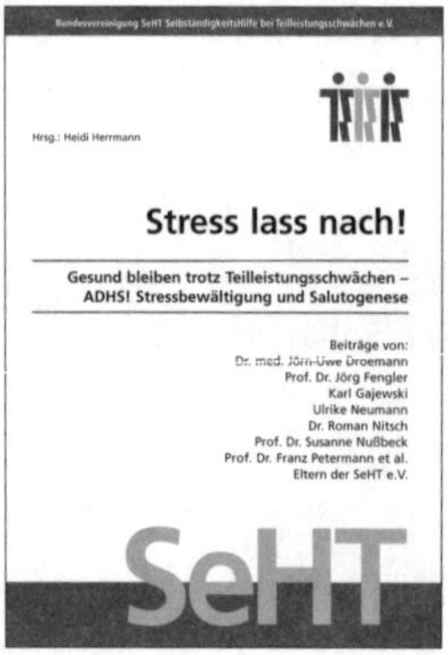

Stress lass nach!
Gesund bleiben trotz Teilleistungsschwächen – ADHS! Stressbewältigung und Salutogenese
ISBN 3-935545-06-1, März 2004

Stress gibt es in der Schule, mit Eltern und Freunden, am Arbeitsplatz. Er gehört längst zu unserem Alltag. Positiver Stress beflügelt, konzentriertes Arbeiten fällt leicht. Aber wie begegnen wir dem Stress, Disstress, der zum Burn-out-Syndrom führt? Die Autoren in diesem Buch geben sehr hilfreiche Tipps.

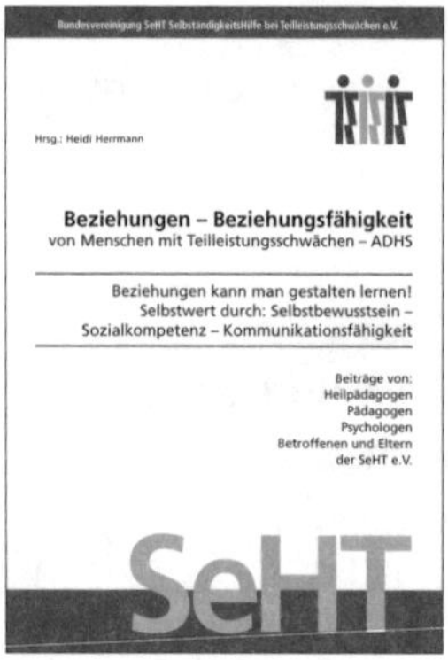

Beziehungen – Beziehungsfähigkeit von Menschen mit Teilleistungsschwächen – ADHS
ISBN 3-935545-05-3, April 2003

Kindern mit Teilleistungsschwächen und ADHS fehlt häufig ein Freundeskreis, die peer-group. Sie sind impulsiv und streiten viel, weshalb sie gemieden und zum Außenseiter werden. Dieses Phänomen wird im Kindergarten wenig beachtet, in der Schule bestraft und zieht sich wie ein roter Faden durchs ganze Leben. Solche Menschen sind kaum beziehungsfähig, das Scheitern einer Ehe oder Arbeitslosigkeit sind nicht selten die Folge. Die Dokumentation gibt Antworten für Kinder, Jugendliche, Eltern, betroffene Erwachsene und Fachleute, wie Beziehungen gestaltet und Sozialkompetenzen gewonnen werden können.

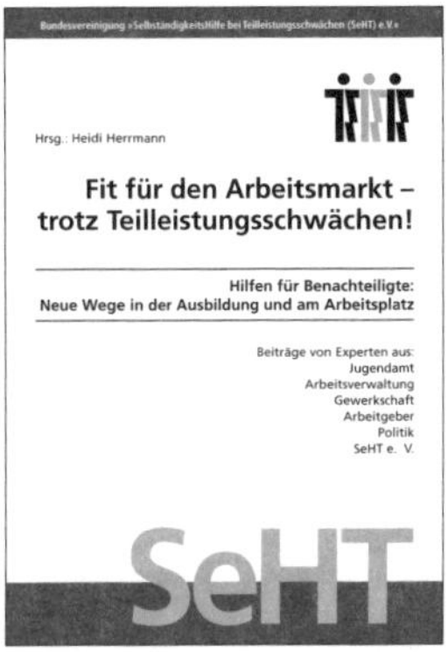

Fit für den Arbeitsmarkt – trotz Teilleistungsschwächen Hilfen für Benachteiligte Neue Wege in der Ausbildung und am Arbeitsplatz

ISBN 3-935545-04-5, März 2002, 2. Auflage April 2003

Die Dokumentation enthält eine Fülle von hilfreichen Informationen zur Förderung und Eingliederung von teilleistungsschwachen jungen Menschen in das Arbeitsleben. Die Hauptvorträge eignen sich als eine reichhaltige und fachlich fundierte Argumentations- und Formulierungsquelle für Eingliederungsgutachten des psychiatrischen Dienstes bzw. des Kinder- und Jugendgesundheitsdienstes.

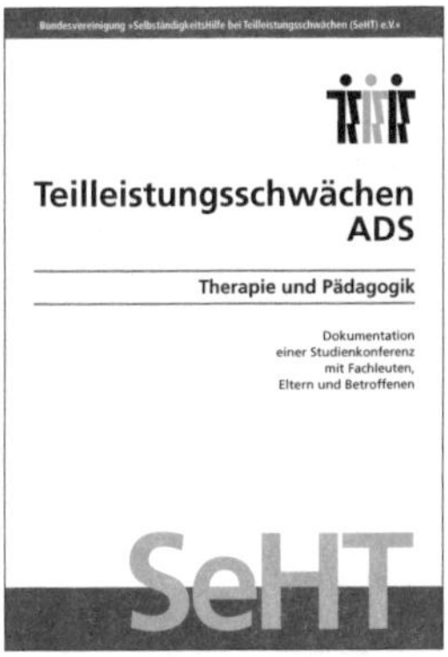

Teilleistungsschwächen – ADS Therapie und Pädagogik

ISBN 3-935545-03-7, März 2001, 2. Auflage Sept. 2002

Hausaufgaben arten häufig zu einem Familiendrama aus. Besonders die Mutter und die Geschwister leiden unter der Situation. Eine aktive Anteilnahme am Lernprozess erzeugt ganz von alleine, eine entspannte, angenehme, spielerische Lernatmosphäre. Wie dies zu erreichen ist, wird an vielen praktischen Beispielen vermittelt. Die Dokumentation ist für alle lesenswert, die teilleistungsschwache Kinder und Jugendliche mit ihren Schwächen verstehen und ihre Fähigkeiten adäquat fördern möchten.

Weitere Schriften:

Zwischen allen Stühlen
Heidi Herrmann
Januar 1999, überarbeitet 2003, ergänzt 2005
Hrsg.: Bundesvereinigung SeHT e.V.

Es wird stichwortartig der rote Faden aufgezeigt, der sich durch die Entwicklung eines beeinträchtigten Kindes zieht und dargelegt, wie das Leben der ganzen Familie beeinflusst wird. Für alle betroffene Familien.

Ein Versuch:
Menschen mit Teilleistungsschwächen verstehen und fördern
Heidi Herrmann
März 1999, überarbeitet 2002, ergänzt 2004
Hrsg.: Bundesvereinigung SeHT e.V.

Erfahrungen und Kriterien, die das Verstehen und den Umgang mit teilleistungsschwachen Kindern, Jugendlichen und Erwachsenen erleichtern. Fördern bezieht sich hier auf Verbesserung der Lebensqualität. Besonders empfohlen für Eltern von Klein- und Schulkindern, ErzieherInnen und LehrerInnen.

Der Ablösungsprozess vom Elternhaus
und die Schwierigkeiten von Kindern und Jugendlichen
mit Teilleistungsschwächen
Hannelie Jestädt, Niederschrift ihres Referates gehalten beim Projekttag der Bundesvereinigung SeHT in Bad Honnef am 05. September 1998, überarbeitet im April 2005
Hrsg.: Landesvereinigung SeHT Nordrhein-Westfalen e.V.

Umfassende Schriftenliste finden Sie im Internet unter: www.seht.de

Ziele und Aufgaben der SeHT-Vereinigungen

SeHT ist eine Selbsthilfevereinigung von Kindern, Jugendlichen und Erwachsenen mit Teilleistungsschwächen sowie deren Eltern, von Fachleuten, Freunden und Förderern.

Ziel ist es, Menschen mit Teilleistungsschwächen so zu fördern, dass sie in ihrem Leben mit größtmöglicher Selbständigkeit zurechtkommen.

Ein Beirat von Experten aus Medizin, Psychologie, Pädagogik und Politik unterstützt die Arbeit.

SeHT ist Mitglied im Kindernetzwerk und in der BVAD (Bundesvereinigung Aufmerksamkeitsstörung Deutschland) sowie im NAKOS-Verzeichnis eingetragen.

SeHT wurde im Frühjahr 2006 mit dem Preis Jugendmedizin des Bundesverbandes der Kinder und Jugendärzte e.V. ausgezeichnet.

SeHT leistet präventive Hilfe, wie sie gemäß UNO Charta im Kinder- und Jugendhilfegesetz (KJHG) verankert ist. Alle SeHT-Vereinigungen sind als gemeinnützig anerkannt.

Teilleistungsschwächen sind oft äußerlich kaum erkennbare Beeinträchtigungen z.B. in den Bereichen:

- Motorik
- Wahrnehmung
- Aufmerksamkeit und Hyperaktivität
- Lesen und Rechtschreiben (Legasthenie)
- Rechnen (Dyskalkulie)
- Sprechen und Sprache
- Kontakte
- Beziehungen
- Emotionen

Menschen mit Teilleistungsschwächen zeichnen sich in der Regel durch Zuverlässigkeit, Beständigkeit und Hilfsbereitschaft aus und verfügen meist über qualifizierende Schulabschlüsse.

Probleme können sein:

- Schulische Anforderungen zu erfüllen
- Kontakte zu knüpfen und Freunde zu gewinnen
- Einen adäquaten Ausbildungs- bzw. Arbeitsplatz zu finden und zu halten
- Die Zeit einzuteilen und die Freizeit zu gestalten
- Eigene Wünsche zu entwickeln und zu verwirklichen
- Eigenverantwortlich einen Haushalt zu führen, mit Geld umzugehen und sich im öffentlichen Leben selbständig zurechtzufinden
- Einen Partner bzw. eine Partnerin zu finden.

Selbsthilfegruppen

Die Selbsthilfegruppen orientieren sich an den Bedürfnissen vor Ort. Die Mithilfe der Eltern beim Aufbau von Elterngesprächskreisen sowie Kinder- und Jugendgruppen, bei der Organisation von Vortragsabenden und von Freizeitaktivitäten ist selbstverständlich.

Persönliche Beratung

Persönliche Beratung und Hilfe ist in Zusammenarbeit mit Fachleuten möglich. Sie ergibt sich aber auch durch den regelmäßigen Erfahrungsaustausch der Eltern.

SeHT bietet einen Ort, wo Verständnis füreinander besteht und durch Vertrauen neue Wege für persönliche belastende Situationen gefunden werden.

Förderprogramm für junge Erwachsene

SeHT erstellte schon 1988 ein Förderprogramm für junge Erwachsene mit Teilleistungsschwächen. Drei Schwerpunkte seien hier genannt:

1. Soziale Eingliederung und Stärkung eines gesunden Selbstbildes und Selbstwertgefühls
2. Üben von Kontaktfähigkeit und lernen, mit den immer komplexer werdenden Angeboten zur Freizeitgestaltung umzugehen
3. „Begleitetes Wohnen“

Ziel der Fördermaßnahmen sind zufriedene junge Menschen, die ihr Leben selbst gestalten können und in einem sozialen Netz gehalten werden.

Die Bundesvereinigung SeHT e.V. vertritt die Anliegen der Menschen mit Teilleistungsschwächen und ihrer Familien in der Öffentlichkeit (z.B. in der Politik, der Wirtschaft, in Schulen und bei Behörden) und versucht, auf Ausbildungsgänge und Lehrpläne an Hochschulen und Universitäten Einfluss zu nehmen.

Die Bundesvereinigung SeHT e.V. organisiert Fachtagungen, Projekttage und Studienkonferenzen. Sie trägt damit zu einem interdisziplinären Dialog zwischen Experten und Eltern bei, der Impulse setzt zur Unterstützung und Förderung von teilleistungsschwachen jungen Menschen.
Die Ergebnisse der Tagungen sind dokumentiert und können bei SeHT und teilweise auch im Buchhandel bestellt werden.

Nähere Informationen über Teilleistungsschwächen, Veranstaltungen, Bücher, Film, Beitritt und Mitarbeit in SeHT sind bei der Bundesvereinigung oder im Internet zu erfahren.

Bundesvereinigung SeHT e.V.
Dr. Walter Herrmann, Vorsitzender

Geschäftsstelle
Sabine Nitsch
Pielachtalstraße 39
67071 Ludwigshafen
Tel.: 0621/689982
Fax: 0621/6858172
e-mail: bv@seht.de
Internet: www.seht.de

Mitglieder des Fachbeirats

- **Dr. med. Jörn-Uwe Droemann**,
  Praxis der Kinder- und Jugendpsychiatrie, Soest

- **Heidi Herrmann**, Erzieherin, vier Kinder, ein betroffener Sohn, Gründungsmitglied der SeHT

- **Marie-Theres Kastner**, Sprecherin für Generationen und Integration der CDU-Fraktion im Landtag NRW, Beauftragte für die schulische Förderung von Kindern mit besonderem Förderbedarf, Bundesvorsitzende der Katholischen Eltern Deutschlands

- **Dr. Roman Nitsch**, Dipl.-Psych.,
  Leiter der Abteilung „Kind, Jugend, Familie“ und der Psychologischen Beratungsstelle des Caritasverbandes Mannheim, Lehrbeauftragter an der Universität Mannheim

- **Dr. Peter Paziorek**, Parlamentarischer Staatssekretär,
  Mitglied des Deutschen Bundestages

- **Monika Pelz-Brambrink**, Studienrätin in den Fächern Erziehungs- und Sozialwissenschaften, Dipl.- Sozialpädagogin, am Berufskolleg Münster

- **Waltraud Polenz**,
  Schirmherrin der Bundesvereinigung SeHT

- **Dr. med. Hartmut Schirm,**
  Akademie für öffentliches Gesundheitswesen
  Kanzlerstraße 4, 40472 Düsseldorf
  Tel.: 0211-3109650; Fax: 0211-3109669
  E-Mail: Schirm@akademie-oegw.de

sowie der Vorsitzende der Bundesvereinigung (BV) SeHT
und die beiden Stellvertreter:

- **Dr. Walter Herrmann**, Ingenieur,
  Vater von vier Kindern, Gründungsmitglied der SeHT,
  Vorsitzender der Bundesvereinigung SeHT

- **Karl-Heinz Jestädt**, Architekt,
  1. Stellvertretender Vorsitzender der BV SeHT,
  1. Vorsitzender der Landesvereinigung Nordrhein-Westfalen

- **Annette Mund**, M.A., Therapeutin, Königswinter
  2. Stellvertretende Vorsitzende der BV SeHT

Mitglieder der BVAD
(Bundesvereinigung Aufmerksamkeitsstörung Deutschland)

- Bundesarbeitsgemeinschaft zur Förderung von Kindern und Jugendlichen mit Teilleistungsstörungen e. V. (BAG-TL), Köln, www.bag-tl.de

- BV SeHT e.V., Bundesvereinigung SeHT SelbständigkeitsHilfe bei Teilleistungsschwächen e.V., Ludwigshafen, www.seht.de

- Juvemus, Vereinigung zur Förderung von Kindern und Erwachsenen mit Teilleistungsschwächen e. V., Neuwied, www.juvemus.de

- Regenbogen e.V., Verein zur Förderung von Kindern, Jugendlichen und Familien mit Zentralen Verarbeitungs- und Wahrnehmungsstörungen, AD(H)S, Lernproblemen, Verhaltensauffälligkeiten, Heiligenstadt, www.regenbogen-ev-heiligenstadt.de

- Verein zur Förderung wahrnehmungsgestörter Kinder e.V., Frankfurt, www.wahrnehmungsstoerung.com

Kontaktadressen SeHT e.V.

Bundesvereinigung:

Waltraud Polenz, Münster/Westfalen (Schirmherrin)

Dr. Walter Herrmann, Niedererdstraße 105, 67071 Ludwigshafen
Tel.: 0621 6858842, Fax.: 0621 6858743, e-mail: bv-v@seht.de
Internet: http://www.seht.de

Geschäftsstelle:

Sabine Nitsch, Pielachtalstraße 39, 67071 Ludwigshafen
Tel.: 0621 689982, Fax: 0621 6858172, e-mail: bv@seht.de

Stadtvereinigung Mannheim: Günter Funk, Tel.: 0621 811422

Stadt-/Kreisvereinigung Heidelberg:
Roland Zachert, Tel.: 06202 17812, e-mail: seht-hd@gmx.net

Regio Freiburg: Stefan Hessel-Iser, Tel.: 0761 33059

Landesvereinigung Nordrhein-Westfalen:

Karl-Heinz Jestädt, Pfarrer-Jägers-Straße 8, 48351 Everswinkel
Tel.: 02582 1729, Fax: 02582 659428, e-mail: seht.nw@web.de

Stadtvereinigung Münster: Dr. Wolfgang Duschek, Tel.: 02051 25195
Geschäftsstelle: Elisabeth Leifheit, Dechaneistraße 14, 48145 Münster
Tel.: 0251 136920, Fax: 0251 136922, e-mail: SV-MS@seht.de

Ortsgruppe Ibbenbüren: Petra Bücker, Tel.: 05451 96185

Ortsgruppe Warendorf: Christoph Reinersmann, Tel.: 02508 8802

Gesprächskreis Troisdorf: Gabriele Bode, Tel./Fax: 02241 46485

Landesvereinigung Rheinland-Pfalz:

Ingeburg Bellmann, Königsberger Straße 6, 67346 Speyer
Tel.: 06232 35372, e-mail: i.bellmann@gmx.de

Kreisvereinigung Landau/Südpfalz: Irene Steigner, Tel.: 06341 86726

Kreisvereinigung Ludwigshafen/Vorderpfalz:
Heidi Steinert, Tel.: 06236 39142, e-mail: sehtlu@gmx.de

Kreisvereinigung Mainz/Bingen: Sabine Fried, Tel.: 06131 479472

Weitere Gesprächskreise und Ansprechpartner können bei oben genannten Adressen erfragt werden.

☐ **Aufnahmeantrag für SeHT e.V.** (Anschrift s. Umschlag)
☐ **Spendenerklärung**

Ich/Wir beantrage/n die Aufnahme in die ☐ Bundesvereinigung ....
☐ Landesvereinigung .... ☐ Stadt/Kreisvereinigung ....
☐ Einzelmitgliedschaft .... ☐ Familienmitgliedschaft ....

Der Einzelbeitrag beträgt z.Zt. € 32,–, der Familienbeitrag € 64,–. Die Beiträge sind als Mindestbeiträge zu verstehen. Der Beitrag kann auf Antrag ermäßigt werden.

ja / nein

Name, Vorname Geb. Dat. Betroffen

Tel.: Fax:

Straße PLZ Wohnort

Bei einer Familienmitgliedschaft bitten wir alle Familienmitglieder einzeln aufzuführen.

Name	Geburtsdatum	Betroffen	Unterschrift

Ich erteile Einzugsermächtigung zur Zahlung
☐ des Jahresbeitrags von € ____________________
☐ einer Spende in Höhe von €____________________

Bank BLZ Konto Nr.:

Ich versichere, dass ich weder Sympathisant noch Anhänger des Gedankengutes von L. Ron Hubbard (Scientology) bin. Ich bin nicht weisungsgebunden an eine Organisation, die Hubbards Technologie verbreitet oder verwendet. Ich verwende deren Inhalte und Methoden nicht. Ich werde während meiner Mitgliedschaft in „SeHT e.V." keine entsprechende Ausbildung machen. Falsche Angaben berechtigen zum Ausschluss.
Über die Aufnahme entscheidet der Vorstand. Ich bin / wir sind damit einverstanden, dass alle Daten innerhalb der Vereinigung „SeHT e.V." gespeichert werden und den einzelnen Vereinigungen für Vereinsangelegenheiten zugänglich sind.

Ort, Datum, Unterschrift des/der Antragsteller/in bzw. des/der gesetzlichen Vertreter

„SeHT-Info“

„Seht-Info“ ist eine Jahresschrift der Bundesvereinigung SeHT e.V.
für Mitglieder und Freunde. Mitglieder (s. Aufnahmeantrag) erhalten diese kostenlos.
SeHT-Info erscheint jeweils im Januar.

SeHT-Info berichtet über:

- Sachthemen und Erfahrungsberichte
- Buchhinweise
- Die Arbeit einzelner SeHT-Vereinigungen
- Die jeweils letzte Bundesfachtagung
- Überregionale Veranstaltungen
- Kinder- und Juniorenprogramme

Bestellung:
Hiermit bestelle ich ____ Exemplare der SeHT-Info Januar 2006.
Der Preis beträgt € 4,50 zuzüglich Versandkosten.

Vor- und Zuname

Straße, Hausnummer PLZ Wohnort

Tel.: Fax: e-mail:

Einzugsermächtigung zur Zahlung des Rechnungsbetrags:

Bank

BLZ Konto Nr.

Ort, Datum Unterschrift